PRÉPARATION

A L'EXERCICE

DE LA MÉDECINE

PARIS. IMPRIMERIE DE MOQUET,
11, rue des Fossés-Saint-Jacques, 11.

PRÉPARATION

A L'EXERCICE

DE LA MÉDECINE

Par le Docteur **Félix SCHNEIDER**,

Ancien Chirurgien militaire, Médecin de l'Hospice de Thionville.

———

Ouvrage destiné spécialement à initier les jeunes
Médecins aux réalités de la carrière.

———

PARIS

ADRIEN DELAHAYE, LIBRAIRE-ÉDITEUR.

PLACE DE L'ÉCOLE DE MÉDECINE, 23.

1860

A

M. MICHEL LÉVY.

A

M. LE BARON LARREY,

MEMBRES DU CONSEIL DE SANTÉ DES ARMÉES.

A M. le Comte d'HUNOLSTEIN,

MESSIEURS,

En vous dédiant ce modeste ouvrage, j'ai voulu inscrire et non racheter la dette de ma reconnaissance.

PRÉFACE.

Je livre à la publicité des notes assemblées sans recherche, rédigées sans prétention.

Je raconte ce que j'ai vu, impartialement, sans craindre une critique intéressée : à quoi bon se fâcher contre les faits ? dit le proverbe, cela leur est égal.

Je me décide à sortir mon nom d'une commode obscurité, dans le but de familiariser avec les écueils de leur future carrière les jeunes téméraires qui ont entrepris l'étude de la médecine, et peut-être de faire prendre le large aux imprudents qui seraient tentés d'aborder à l'Ile de Cos.

Thionville, 5 octobre 1860.

SCHNEIDER.

PRÉPARATION

A L'EXERCICE DE LA MÉDECINE.

RÉFLEXIONS CRITIQUES.

Ainsi donc, désintéressé jeune homme, ni les gains aléatoires du commerce, ni les lucratives opérations d'une étude de notaire n'ont pu vous séduire. C'est par le fait d'une vocation bien tranchée que vous avez embrassé l'étude de l'art de guérir. Vous comptez recueillir dans notre honorable profession, sinon la fortune, du moins de l'estime, une indépendante aisance, du bonheur enfin? Examinons au centre de quels éléments vous agirez pour atteindre ce modeste but.

L'exercice de la médecine repose sur les relations du médecin avec ses clients. Pour vous, nous connaissons vos titres. Vous avez consacré dix années à l'étude laborieuse des lettres, et des sciences. A l'heure solennelle où la confiance publique vous met en présence de votre premier malade, votre patrimoine se trouve ébréché, sinon épuisé; votre constitution s'est plus ou moins étiolée dans l'atmosphère méphitique des classes, et au sein des émanations putrides des hôpitaux et des amphithéâtres; enfin, votre cœur a maintes fois bondi sous la poignante émotion des épreuves scientifiques

En revanche, d'éminents professeurs, des témoins essentiellement capables et dignes, ont reconnu et attesté votre capacité.

Possesseur de votre cher et *trop cher* diplôme, la plus pénible partie de la tâche vous reste à remplir. Etudiant, vous avez acquis les suffrages de juges compétents; praticien, vous aurez à conquérir la bienveillance de gens incompétents, chose infiniment plus difficile. Je veux être historien fidèle et dire la vérité, quelle qu'elle soit. Apprenez donc que pour réussir, il faudrait préalablement méditer cette parole de Turgot : « La manière dont je vois distribuer l'éloge et le blâme donnerait au plus honnête homme l'envie d'être diffamé ». En effet, pour avoir du crédit, il s'agit moins d'être un médecin savant qu'un habile faiseur. La nature entre pour une si large part dans le plus grand nombre des guérisons, que le vulgaire n'est pas à même de déterminer celle qui nous revient. En conséquence, chacun nous juge suivant son caprice, presque toujours d'après l'impression que nous produisons sur lui par nos manières et notre affabilité. Il faut plaire d'abord au malade, et le guérir ensuite; en un mot, avant de traiter le corps qui souffre, il importe d'assiéger et de conquérir l'esprit qui est prédisposé à l'erreur.

Mais qu'est-ce qu'un client? Le client est un être indéfinissable : *tot capita, tot sensus.* Si vous le permettez, négligeons la définition pour aborder les faits. Et d'abord, je vous déclare *ex abrupto* que votre mise en scène aura pour spectateur le moins indulgent des juges, le public, c'est-à-dire tout le monde. Ce dernier examen que vous allez subir est le plus périlleux de tous. Il demande non de la science, que je n'aurais pas la prétention de vous enseigner, mais de l'aplomb et de l'adresse.

Premièrement, vous avez le privilége d'être jeune. Cet avantage, qu'il faut dissimuler par la nature de vos actes, est une source considérable de griefs. Attendez patiemment quelque moment de trouble à la faveur duquel on sera trop heureux de vous trouver ; vous saisirez cette excellente occasion de prouver que « la valeur n'attend pas le nombre des années. » En médecine, où tout se passe au rebours des conditions ordinaires de la vie, la fortune « sourit de préférence aux vieillards. » Ce qui n'empêche pas les jeunes médecins, sauf exceptions, d'être les plus capables. A cet égard, que l'on consulte les médecins, leur opinion sera variable comme leur âge. Pour moi, j'ai franchi la période de prétendue inexpérience ; l'irrésistible progrès du temps m'écarte tous les jours de la catégorie des jeunes gens, et mon avis très désintéressé, le voici : Un jeune médecin peut être plein de science, et la Faculté n'a jamais produit des docteurs aussi capables qu'aujourd'hui. Celui qui était incapable en quittant les bancs, il y a vingt ou trente ans, est assurément resté aveugle devant les faits intéressants qu'une longue carrière a déroulés sous ses yeux. On ne devient pas médecin en griffonnant des ordonnances. J'avoue que, dans l'hypothèse d'une instruction égale, le médecin qui est au déclin de sa carrière méritera la préférence sur son jeune confrère. Mais l'art de guérir s'est prodigieusement amélioré depuis le commencement de ce siècle, et en même temps que la science a progressé, on a hérissé de difficultés les épreuves médicales, au point que les officiers de santé qu'on reçoit de nos jours sont plus instruits que la plupart des vieux docteurs qui n'ont pas marché de front avec l'art médical.

Si votre extérieur juvénile produit sur le public une impression défavorable, cet inconvénient sera largement compensé par le prestige de la nouveauté. Quelle que soit la localité où vous irez exercer, y eût-il dix médecins pour une population de deux mille âmes, il ne manquera pas de caractères assez mobiles pour déserter en votre faveur de respectables praticiens dont ils appréciaient les excellents soins. Naturellement, on vous dit très capable ; de loin, nous le sommes tous ; examinés de près, aucun ne soutient six mois durant cette réputation anticipée. Quoi qu'il en soit, cet avant-coureur élogieux produit un effet magique dont se ressentira pendant quelque temps la clientèle de vos prédécesseurs.

Dans une petite ville, dans un simple chef-lieu de canton, installez une sommité médicale, un célèbre professseur de la Faculté : il y aura des préférences pour tel médicastre qui ne craint pas de puiser une politesse dans la tabatière du rustre ou de s'empoisonner avec son eau-de-vie délétère. Dans la petite ville de 5,500 âmes où j'exerce, le conseil de santé des armées tout entier viendrait s'offrir à la confiance du public, et le moins important des chirurgiens de la garnison serait encore librement et volontairement choisi par beaucoup de personnes.

L'instabilité du public est constitutionnelle. Le client du médecin représente une fictive unité ; à telle enseigne, que vous n'aurez en quelque sorte que des lambeaux de clients, que vous ne traiterez le plus souvent que des phases de maladies. Ici, vous serez appelé dès les premiers symptômes, et quand vous serez supplanté, on viendra dire, pour suspendre le cours de vos visites, que le malade va bien. Je connais un médecin à qui l'on vint annoncer, en le priant de ne pas revenir, que la fracture du fémur qu'il avait réduite la veille était guérie (*risum teneatis!*) Ailleurs, vous serez demandé pour succéder à un confrère. Néanmoins, on vous livrera le malade comme *neuf* après avoir éliminé toutes les fioles accusatrices. Dans le cours d'une maladie chronique, le nombre des médecins qu'on appelle successivement est quelquefois considérable. Dans l'espèce, le fait n'est pas toujours blâmable : les parents qui se prêtent à cette mobilité d'un des leurs qui porte dans ses flancs le trait mortel agissent humainement. Le malheureux qui sent la vie lui échapper espère toujours rencontrer une planche de salut. Qu'on le laisse consulter à son aise tous les médecins : chaque nouvelle prescription, matériellement superflue, aura encore le pouvoir de consoler : « *Medicina nihil aliud est quam animi consolatio.* »

En somme, quelque confiance que vous ayez dans vos propres forces, n'espérez jamais dompter l'instinct d'indépendance du public. Cet indispensable et despotique élément de la clientèle a quelque chose de visqueux qui lui permettra toujours de vous échapper, malgré votre science et votre esprit.

Les raisons pour lesquelles on nous quitte, ou du moins, à l'aide desquelles on pense faire absoudre une irrémédiable inconstance, sont assez curieuses pour en citer des exemples :

— On nous a vivement recommandé **M. X.,** en conséquence, nous avons quitté **M. Z...** qui nous traitait depuis quinze ans.

C'est clair, n'est-ce pas? On a *payé*, le compte a été *réglé*, c'est une *affaire* terminée. Néanmoins, quand vous rencontrerez ces clients, ils croiront vous donner le change, en vous disant : Docteur, nous nous portons si bien maintenant, grâce à vos bons soins, que nous sommes depuis longtemps privés du plaisir de vous voir. Si au fond vous n'êtes pas content, donnez le change à votre tour ; vos fuyards étant susceptibles de revenir à la charge, gardez-vous bien de les intimider par un aspect courroucé.

— On nous a assuré que M. X. a guéri une personne atteinte de la même maladie, nous l'avons prié de venir.

D'où il suit qu'un médecin qui perd un malade atteint de pneumonie est inhabile à traiter ce genre d'affection.

D'où il suit que dans un village vous passerez pour habile à juguler les fluxions de poitrine, et deux kilomètres plus loin on n'osera pas vous en confier une seule.

D'où il suit enfin que, si un malade meurt, le médecin succombe avec lui, victime prédestinée comme les veuves indiennes.

— Le docteur était absent ; le hasard plutôt que notre volonté lui a été infidèle.

Ainsi, on ne sait ni attendre ni prier un confrère de nous suppléer. Pour peu que le médecin amené là par hasard s'attache à déployer ses moyens de séduction, il y a bien des chances pour que vous soyez banni pour longtemps. L'amour du fruit défendu excite trop souvent le nouvel Esculape à conquérir définitivement le client d'autrui, et celui-ci, en général, s'endort volontiers dans les délices de cette fallacieuse lune de miel.

— Le docteur nous avait un peu abandonnés ; il venait trop rarement.

Ainsi, à quoi bon être consciencieux? Que vous sert à vous, juge compétent, de faire le nombre exact de visites que l'état du malade réclame? Votre capricieux client, plus exigeant que sa maladie, ne se donnera pas la peine de vous prier de le voir plus souvent. Il trouvera plus simple de frapper à une autre porte.

— Pourquoi donc, ma chère (textuel), avons-nous quitté l'excellent docteur M..., qui était si bon pour nous? — C'est vrai, nous en étions enchantées.

Je vous l'ai dit, l'inconstance du public semblera d'abord vous favoriser ; dans les premiers temps de votre pratique, votre carnet sera journellement marqué de nombreuses visites. Ne vous hâtez pas de croire au succès, il est plus apparent que positif. La plupart de ces visites vous aideront médiocrement à satisfaire votre propriétaire et vos fournisseurs. Bon nombre de vos précoces clients, qui auront plus la volonté que les moyens de payer, seront des auxiliaires utiles tant que vous ne leur apparaîtrez pas sous la forme désobligeante d'un créancier impitoyable. Jusque-là, ils battront le rappel en votre faveur ; mais si vous n'êtes pas d'humeur à vous contenter de cette nature de paiement ; si une note survient, « voilà la guerre allumée. » Alerte ! jeune et candide docteur, vous avez eu la bonhomie de savourer de populaires homélies, et maintenant vous allez trébucher dans le traquenard de la critique. Vous apprécierez désormais ces énergumènes qui sont venus dans votre cabinet se déchaîner contre vos confrères et vanter à vous, qu'ils ne connaissaient pas, votre talent qu'ils connaissaient encore moins. Sans doute, vos premiers clients ne seront pas tous insolvables, et même vos débiteurs rétardataires ne seront pas toujours ingrats ; en somme on dira de vous infiniment plus de bien que de mal. Mais « l'odeur de cent roses n'efface pas la douleur d'une seule ronce. »

Assurément, la perte d'un client n'est pas irréparable ; mais elle est presque toujours accompagnée d'une sorte de molimen récriminatoire fort impatientant. En s'adressant à un autre médecin, on se croit obligé de dévoiler les motifs d'une telle inconstance. Vous devinez facilement que cette espèce de justification ne se fera qu'à vos dépens ; le malade qui change de médecin ne tarde pas à trouver que sa position s'améliore, ne serait-ce que pour prouver qu'il a bien fait de changer : procédé souverainement égoïste qu consiste à attaquer une chose sacrée, la réputation d'un homme de l'art, pour faire absoudre une peccadille.

Il vous répugnera de marcher sur les brisées d'un confrère ; et précisément, la mobilité de l'esprit public vous sollicitera fréquemment dans ce sens. Votre conduite dépendra surtout de l'usage admis entre les médecins du pays. Si tous les médecins étaient convaincus de l'inutilité de leurs efforts pour rendre les clients convenables, et obtenir d'eux des procédés constamment loyaux, ils adopteraient pour règle de conduite invariable d'obtempérer librement à tous les appels de clientèle, sans s'informer ni s'inquiéter des antécédents. Quoiqu'il en soit, on peut établir en principe que le client qui a honoré son docteur ne lui appartient plus ; et le confrère trop bien intentionné qui n'accueillerait pas le transfuge méconnaîtrait ses intérêts personnels sans qu'une pareille abnégation profitât le moins du monde au docteur évincé : un troisième *larron* surviendrait immanquablement pour saisir *maître Aliboron*. Quand l'idée du changement s'est mise dans certains cerveaux, il faut qu'elle ait son cours : quelque souple, quelque aimable que soit le médecin menacé de disgrâce, il ne saurait l'éviter. Il faut moins de temps et de peine pour obtenir la résolution du phlegmon le plus diffus que pour faire avorter une velléité d'inconstance. Toutes les fois qu'en plein traitement le volage malade aura la fantaisie de réclamer vos soins occultes, vous ne voudrez pas vous exposer à être surpris par votre confrère *in flagrante delicto*. Dans cette situation délicate, vous consentirez à voir le malade en consultation, ou même à le traiter en commun, et vous refuserez obstinément d'agir dans des conditions différentes.

Vous aurez à supporter non seulement les défauts de caractère de vos clients, mais encore, et trop souvent, les vices de leur éducation. Beaucoup de personnes croient se rendre utiles en nous accablant d'une loquacité bruyante au lit du malade. D'autres nous assassinent de questions, et de quelles questions, bon Dieu ! Pour peu qu'il y ait deux ou trois bavardes parmi l'assistance, l'esprit le plus robuste succombe sous une avalanche de paroles. Dans ces moments critiques, il faudrait deux têtes : une pour écouter et surtout pour comprendre; l'autre pour fournir les réponses. Vous venez à peine d'entrer; et pendant que vous vous débarrassez de votre chapeau, avant même que vous ayez regardé le malade on vous demande ce que vous en pensez et ce qu'il faut faire. Dans le cours de la visite, on vous forcera à discourir sans relâche, pendant que vous auriez besoin de vous recueillir et de méditer sur la maladie. Il faudra continuer à diviser vos facultés intellectuelles en deux parts, de manière à observer consciencement le malade, sans cesser de riposter au feu roulant de vos interlocuteurs. Quand vous aurez des cheveux gris, vous pourrez impunément vous permettre de rester muet et d'opposer votre calme à l'agitation qui se produit autour de vous. Tant que vous serez jeune, tant que vous ne serez pas en pleine clientèle, parlez beaucoup, mais parlez de la maladie exclusivement, jusqu'à ce qu'on change le sujet de la conversation. Hormis cette circonstance, il vaut mieux abréger la visite que de la distraire un instant de son but médical. Si votre client est intelligent, il demandera des explications sur les causes et la durée de sa maladie. Ne dédaignez pas de théoriser, avec sobriété de termes scientifiques; laissez voir sans pédantisme quelques chétives parcelles de votre savoir; car une seule année de pratique vous apprendra qu'aux yeux du vulgaire, celui qui ne parle pas est ignorant. Donnez toujours de l'espoir, mais ne prononcez jamais ce mot fatal : ce n'est rien. Vous êtes jeune, humain, compatissant, et en voulant rassurer votre client, vous vous l'aliénez, lui disant qu'il n'a rien, quand il éprouve du mal et vous appelle pour le reconnaître et le guérir. Logiquement il incrimine votre savoir, vous perdez sa confiance, et bientôt vous êtes supplanté. Si vous avez assez de courage pour être le médecin tant pis, on vous fera honneur d'une foule de guérisons spontanées, et la plus petite de vos cures sera un titre de gloire.

Les personnes sensées, et il s'en trouve même dans la basse classe, estiment que le médecin investi de la confiance d'une famille agira avec plus d'assurance et de précision, d'après la connaissance des idiosyncrasies et des antécédents. Là vous trouverez le cœur à côté du bon sens, et par une juste réciprocité, vos soins seront à la fois ceux du médecin et de l'ami, trop rare compensation à cette banale philantropie

que l'indifférence du public introduit dans la profession médicale. Lorsque ces natures d'élite qui savent
respecter le sentiment de la dignité professionnelle se
décideront à vous appeler, vous pourrez à bon droit
être fier de cette préférence raisonnée et basée sur votre mérite. Vous aurez alors conquis des éléments de
clientèle solide, parmi lesquels votre rôle de médecin
deviendra facile et agréable. J'ai remarqué, en effet,
qu'on ne nous accorde qu'une confiance équivoque,
lorsqu'on nous demande par hasard, en l'absence d'un
confrère, ou pour une cause accidentelle quelconque.
A notre tour, nous nous défions de ces caractères in-
décis qui acceptent nos conseils avec irrésolution, ce
qui les conduit presque toujours à les soumetlre à
l'approbation d'un tiers. Dans le genre, je ne connais
rien de plus désobligeant que certaines gens dont voici
le signalement d'après nature. Ils se sont engoués d'un
médecin qui n'habite pas la même localité que vous
et eux, lequel, en raison de la distance, ne peut être
mandé pour la moindre indisposition. En conséquence,
on vous fera l'honneur de vous confier un rhume, un
lombago, un urticaire, si toutefois vous pouvez affir-
mer de suite et très positivement que la chose n'est pas
grave. Pour peu que vous ne soyez pas complétement
rassurant ; pour peu qu'un symptôme inattendu vienne
donner de la couleur au tableau ; pour peu que l'indisposition se prolonge, vite on fait chercher votre
fortuné confrère. Ce célèbre docteur est arrivé à votre
insu. Par une sorte de malicieuse précaution, on a
profité de votre absence pour l'introduire auprès du

malade, et quand son oracle est rendu, on se décide parfois à vous réunir. Il est à peine nécessaire de dire que ce contrôleur médical se croit presque toujours obligé de modifier le traitement. S'il est d'un caractère accommodant, il se contentera en approuvant ce que vous avez fait, d'y ajouter quelque merveilleuse prescription issue de la Flore de l'arrondissement. Malgré tout, et souvent malgré lui-même, on lui fera un piédestal de votre réputation attaquée. On dira qu'il est venu à temps pour sauver le malade, attendu que votre traitement était insuffisant ou nuisible. Indigné en apprenant ces insinuations perfides, vous chercheriez en vain à découvrir les personnes charitables dont elles émanent : celles qui ont la lâcheté de s'en rendre coupables sont encore assez déloyales pour nier.

Vous voyez déjà combien de désagréments vous réserve l'exercice de la médecine. Attendez-vous à récolter plus d'ivraie que de bon grain : car sur le nombre des malades que vous soignerez, un tiers au plus sera fidèle et reconnaissant, un second tiers vous honorera pour ne plus revenir, et le dernier tiers vous quittera pour ne pas s'acquitter. Aussi vous apprendrez à vos dépens la vérité de ces paroles de M. de Balzac : « La vie véritable, comme les beaux jours atmosphériques, se compose beaucoup plus de ces moments ternes et gris qui embrument la nature, que de périodes où le soleil brille et réjouit les champs. Les jeunes gens ne voient que les beaux jours. » Armez-vous donc de philosophie pour supporter la protéique versatilité du public; sa désolante outrecuidance, ses cruels procédés, ses innombrables et ridicules préjugés. Toutefois, ne croyez pas trop à l'indispensable nécessité de guérir vos premiers malades. C'est à tort qu'on en veut faire une sorte de question capitale pour l'avenir du jeune médecin. La masse des succès, me disait jadis un confrère, couvre les rares insuccès. Vérité frappante. Si un de vos premiers malades, atteint d'une affection grave, vient à succomber, ce décès pourra bien effaroucher quelques esprits ombrageux; mais on aura à peine le temps de suspecter votre science, que vous aurez guéri quantité d'embarras gastriques, de bronchites et d'affections éphémères qui établiront sans conteste votre talent pratique. Et pendant que, la nature aidant, vos ordonnances auront triomphé de toutes ces indispositions, si vous avez convenablement caressé les bambins de la maison, si vous avez grasseyé à Madame d'adroits compliments, si enfin vous avez su plaire, on embouchera les plus sonores trompettes de la renommée. Prenez donc M. X. nous en sommes très contents. Telle est la formule ordinaire de recommandation. J'ai connu un médecin d'ailleurs très capable, qui s'était créé dans quatre villes une réputation aussi considérable que rapidement acquise. Cet infatigable industriel trouvait moyen de persuader à chacun de ses clients qu'il l'affectionnait plus intimement que tous les autres. Dans les familles où ce docteur régnait, on pouvait entendre dire : M..... nous aime beaucoup; il ne ferait pour personne ce qu'il fait pour nous. Moi, je vous déclare, mon cher confrère, que vous ne l'imiterez pas volontiers

C'est ainsi qu'un magistrat me disait en parlant de lui
il était temps qu'il vînt ; j'avais un commencement de
fièvre typhoïde, il l'a enrayée. C'était la personnifica-
tion du médecin pessimiste : il ne guérissait que des
maladies graves. Ce que j'appelle son système, car
pour lui c'était une habitude invariable, consistait à
effrayer les parents du malade et à faire infiltrer dans
le public la nouvelle du danger couru par son client.
De la sorte, et surtout avec le concours d'amis zélés,
il ne faisait que des cures magnifiques ; et quand il
échouait, personne n'avait lieu de s'étonner ni de se
plaindre. A la vérité, il lui arrivait quelquefois de faire
une application peu heureuse de son système. Appelé
un jour auprès de deux enfants fébricitants depuis quelques heures d'un accès qui devait être unique, comme
cela se voit souvent dans le jeune âge, il diagnostiqua
d'emblée une double fièvre typhoïde. Moins de vingt-
quatre heures après, la mère parfaitement rassurée de
ces enfants complétement rétablis, les envoyait à la
promenade par une température de—10°. La renommée
du docteur résistait à de semblables contre-temps. On
le trouvait un peu *charlatan*, mais ses amorces avaient
toujours le même succès : preuve que son *modus fa-
ciendi* était bon, au point de vue de l'intérêt personnel. Vous serez peu tenté de l'imiter, et je ne vous le
conseillerais pas. Quel estime mérite un médecin qui
place l'intérêt matériel avant la considération publique
et les exigences de sa conscience ? Il n'appartient qu'à
un cœur sec de jeter de propos délibéré, la consterna-
tion dans une famille. Je ne connais rien de plus péni-

ble dans l'exercice de la médecine, que d'avouer la gravité réelle des cas, ou de confesser que le mal empire. Et encore bien qu'en m'efforçant toujours de rassurer mes clients, même en dissimulant une partie de mes craintes, il me soit arrivé d'être injustement soupçonné de n'avoir pas vu clair, je persisterai jusqu'au bout dans cette ligne de conduite. Bien peu de médecins du reste, sont assez froids et égoïstes pour faire couler des larmes au profit de leur renommée.

Je vous ai dit que vous serez, médecin, condamné à vivre dans un milieu hétérogène, irrespirable souvent ; et qu'il vous faudra la triple cuirasse d'airain pour affronter les travers d'un public orgueilleux, absurde, incompétent, frivole et cruel. Vous pressentirez ce qui arrive journellement à chacun de nous, et ce que vous aurez le désagrément d'éprouver un jour aussi, lorsqu'on vous dira : Monsieur, nous vous avons demandé, parceque M. X..., qui était notre médecin, a méconnu la maladie de mon mari. Je vous avertis que votre séjour au Capitole ne sera pas de longue durée. A votre tour, vous méconnaîtrez la maladie d'un monsieur ou d'une dame quelconque, et on vous verra franchir la roche Tarpéienne. Ces coups de la fortune abondent en médecine, parceque entre le médecin et le malade, il y a toujours les parents, les amis, les officieux de toute nature, et que chacun apporte son contingent d'erreurs et de sottises. L'un déconseille l'usage de la pommade que vous avez ordonnée, parcequ'elle fait tomber les cheveux ; l'autre dissuade d'employer les bains que vous avez prescrits, parceque de semblables bains ont fait périr sa mère qui avait la *même maladie*; un troisième...... Mais pourquoi s'appesantir sur des détails de fâcheuse mémoire? Vous n'en ferez que trop vite la décevante expérience. Au milieu du conflit de toutes les sottes présomptions qui viendront, en dépit de votre vigilance, mettre le blocus devant vos clients, votre vrai rôle sera celui de partie responsable. Si le malade guérit, il y a discussion parmi les zélés qui ont voulu coopérer au traitement; chacun revendique pour son remède une partie des honneurs, et personne ne songe à faire votre part. Si le malade succombe.....accord le plus parfait dans la galerie! pas le plus petit *meâ culpâ* dans toutes ces consciences effrontées qui croiront se laver en faisant peser sur le médecin tout le poids du décès. Dans les commencements, à peine reposé des rudes labeurs de la Faculté, vous serez douloureusement froissé par le contact brutal des erreurs vulgaires. Au bout de quelques années, vous ne pratiquerez plus avec le magnifique entrain du début. Sursaturé du dégoût que vous inspireront à la fois les injustices du monde et ses fades louanges, vous ferez le bien uniquement par humanité, par devoir, et presque toujours sans émulation. Vous vous raidirez ouvertement contre les préjugés, vous tancerez impitoyablement les commères. Vous lutterez obstinément «jusqu'à ce qu'on se corrige». Mais, ne l'oubliez pas, l'indépendance des allures ne sied pas aux débutants; elle leur réussit rarement. Comme tel, préparez-vous à plaire à tout le monde ; parceque chacun vous observe. Lorsque vous entrez chez vos malades, remarquez l'empressement des voisines à emboîter le pas derrière vous. Traitez avec égard ces Aristarques sans indulgence. Le jugement qui sera porté sur votre compte dépendra de l'habileté avec laquelle vous aurez ménagé l'amour-propre de cet aréopage improvisé. Si vous vous comportez bien, en peu de temps on dira de vous : Il paraît que M X.... est un bon médecin; il *cause* très bien, tout le monde en dit beaucoup de bien. Alors vous pourrez impunément échouer dans le traitement des incurables arrivés des points les plus éloignés de l'arrondissement. Alors vous opérerez des hernies étranglées, avec sphacèle de l'intestin, et votre crédit ne sera pas ébranlé par la mort de l'opéré. Alors enfin, vous amènerez par la version un enfant mort depuis douze heures dans une présentation de l'épaule, et personne ne vous reprochera de n'avoir sauvé que la mère.

Autrefois, les médecins étaient des demi-dieux. Aujourd'hui, descendu au rang de simple mortel, un docteur en médecine a besoin de dormir comme ses semblables qu'il traite. Vous serez étonné de voir bien des personnes agir envers vous comme si elles pensaient différemment. Si léger qu'ait été votre sommeil du temps que vous habitiez la rue Saint-Jacques, on trouvera par la suite que vous dormez trop profondément. Dans les commencements de votre pratique surtout, alors que, redoutant le sifflet de la critique, vous accepterez tous les clients qui voudront se présenter, sans acception de caractère et de solvabilité, vous remplirez, noctambule Esculape, le plus pénible et comment dirai-je ?..... le plus ridicule des ministères. Vous saurez, en effet, que les meilleurs clients nous réveillent peu; outre qu'ils ne s'alarment pas sans motif, ils respectent volontiers le sommeil de leur docteur dont ils connaissent les fatigues, et ils savent provisoirement employer des palliatifs. Mais dans la basse classe, il se trouve de vrais tapageurs nocturnes, qui viennent ébranler sans répit la sonnette du médecin, jusqu'à ce que celle-ci se disloque ou qu'un domestique effaré accoure, dans un costume quelquefois par trop olympien, pour calmer l'agitation désordonnée du sonneur. Vous voilà donc relancé à minuit. Sur le seuil de la porte se tient un homme que vous ne connaissez pas, et qui vous demande de le suivre. La mine du solliciteur ne vous plait guère. N'importe, vous êtes « attaché à la glèbe du devoir, » il faut marcher. Alors, vous dérobant péniblement à votre « mol chevet, » remettant à demain un repos qui vous fut impossible hier, sans souci d'une transpiration intempestive, vous passez bravement du chaud au froid, vous respirez le brouillard, vous compromettez vos tibias dans de sombres Méandres, et enfin vous voilà en face du malade. Or, neuf fois sur dix, vous êtes à même de constater les circonstances suivantes :

Ou bien un malade, non traité jusque dans le second septenaire, a prononcé votre nom dans l'incohérence de ses rêves. On a délibéré, et une fois qu'on a pris l'héroïque résolution d'appeler le médecin, il n'y a plus repos ni trêve, il le faut à l'instant même.

Ou bien un mauvais sujet, après avoir demesurément sacrifié à Bacchus, s'éveille en sursaut, l'œil hagard, la face vultueuse et ruisselante, la poitrine oppressée ; et l'on décide, séance tenante, que le médecin supportera les conséquences de ce cauchemar trop mérité.

Ou bien encore, on vous montre une vibratile créature dont le placide visage et les pulsations isochrones annoncent déjà que vous êtes le jouet d'un caprice féminin. Vous constatez : 72 pulsations, langue humide, ventre souple, respiration libre, intelligence nette. — Qu'éprouvez-vous, Madame ? — Monsieur, j'ai des vapeurs qui m'étouffent ! — Vous prescrivez une infusion de fleurs d'oranger, non sans regretter l'empressement aussi louable qu'inutile avec lequel vous vous êtes déplacé.

Par l'effet d'une malencontreuse coïncidence, la plupart de ces clients mal avisés s'abstiennent de concourir pécuniairement à la prospérité de notre clientèle. J'ai connu un digne chirurgien-major qui, pour motif de santé, se dérobait aux soucis de la médecine privée. Un monsieur vient à minuit éveiller le pauvre docteur : un monsieur de la catégorie précédente, un monsieur encore plus gênant que gêné, comme vous allez voir. — Docteur, ma fille est très-malade, veuillez m'accompagner. — Mon cher Monsieur, je suis souffrant ; je ne pratique point le jour, encore moins la nuit. —Docteur, ma fille se meurt ; elle n'a de confiance qu'en vous ; venez de grâce, venez.—Mais bientôt, ô plaisanterie ! notre digne confrère, extraduit pour ainsi dire de vive force, visita une petite demoiselle atteinte d'un furoncle, et jura qu'on l'avait surpris pour la dernière fois.

L'expérience vous fera diagnostiquer avec certitude l'importance réelle des doléances qui viendront vous assiéger au sein de votre indispensable sommeil. En général, ceux qui nous entretiennent froidement de la périlleuse situation du malade et de l'urgence d'une visite, sont des imposteurs qui veulent surprendre notre bonne foi. Ceux même qui viennent s'agiter convulsivement jusque dans la chambre à coucher du médecin, quoique évidemment sincères, sont presque constamment mus par la crainte d'un danger imaginaire. Quoi qu'il en soit, motivée ou non, une douleur vraie trouvera toujours de l'écho chez tous les médecins à quelque degré qu'ils soient endormis; et à défaut d'un malade à sauver, il y a toujours des parents désolés à rassurer. Mais vous n'acquerrez que progressivement ce tact qui vous fera estimer l'urgence des cas, laquelle est rarement proportionnée à l'intensité des alarmes, et plus souvent conforme au ton qu'à la teneur du discours. J'établis en général que quand on vous parlera avec une physionomie rassurée, quelque éloquente que soit la requête, il est inutile de vous émouvoir. Au reste, les cas qui exigent des secours immédiats, sont bien rares ; et quand la chose est tout-à-fait sérieuse, quelque diligence qu'on y mette, on arrive souvent trop tard. La plupart des épouvantes dont on apporte la bruyante expression chez le médecin, sont liées à un accès d'hémoptysie, d'hystérie, etc., accidents plus inquiétants que graves.

Vraies ou fausses, légitimes on non, les démonstrations spasmodiques dont on lui donne le spectacle impressionnent l'âme du médecin, et finissent par ébranler son organisation; au point qu'une statistique récente, faite en Prusse, a démontré, après tant d'autres, que la vie du médecin est plus courte que dans la généralité des professions. En le voyant journellement courir par monts et par vaux, chacun le plaint. Et pourtant, telle n'est pas la cause de la brièveté de son existence. Un exercice journalier l'empêche, à mon avis, de succomber trop tôt aux soucis de la carrière trop souvent compliqués des soucis du coffre-fort. S'il était rigoureusement astreint à déployer toute sa vie l'ardeur avec laquelle il obéit dans les commencements à l'appel du public, il s'userait de bonne heure. Dès les premières années, sa bonne foi est si souvent surprise, que son zèle ne tarde pas à se faner. S'il se montre parfois tiède, peu de personnes ont le droit de s'en plaindre. Un jour que j'étais souffrant et alité, je déclinai le dangereux honneur de voler au secours d'une infortunée presque mourante, disait-on; on insista, comme auprès du chirurgien-major avec lequel vous venez de faire connaissance, et je me rendis, semblable à un moribond, couvert d'un catafalque de fourrures, chez la malade. A mon arrivée, on me pria de m'asseoir pendant qu'on irait la chercher dans une maison voisine ! Un de nos confrères, encore un de ceux que la mort n'a pas voulu atteindre, dut quitter une soirée qu'il donnait chez lui, pour aller secourir un client à une distance de deux lieues. Le lendemain on vint rendre compte de l'état du malade, et, *en même temps,* prendre à la pharmacie les sangsues prescrites la veille.

Les médecins cantonaux et ceux des bureaux de bienfaisance sont *traitables et corvéables à merci.* Sous prétexte que vous êtes le médecin des pauvres, tous ceux qui ne sont pas riches demandent vos soins gratuits. Dans une ville, le médecin peut se prêter à toutes les sollicitations. Il serait superflu d'ailleurs de faire observer combien les médecins montrent de dévouement sans ostentation, tant le fait est notoire, si la satisfaction de le rappeler n'était pas au moins aussi vive que celle de l'entendre dire. C'est donc un honneur aussi bien qu'un devoir de secourir les nécessiteux. Si le médecin des pauvres est requis plus souvent que ses confrères, il a plus de peine et partant plus de mérite. Mais à la campagne il ne saurait, en raison des distances, accepter sans examen toutes les occasions de se dévouer. Comme nul n'est tenu à l'impossible, j'ai pris pour habitude d'accorder gratuitement aux pauvres honteux des visites d'occasion et des consultations. La plupart du temps ils viennent nous trouver avec la recommandation d'une personne charitable; et vous ne pouvez imaginer combien il y en a qui font leurs charités sur le dos des médecins. Quoi qu'il en soit, ceux que vous aurez guéris à la faveur de pareilles recommandations croiront presque toujours que leurs protecteurs vous ont honorés; en sorte que ce n'est pas vous qu'on remerciera et que vous aurez tout bonnement travaillé en pure perte.

Au début de votre pratique, la sensibilité naturelle de votre cœur sera tout apparente, votre humanité sera expansive; on la verra en quelque sorte suinter, passez-moi le mot, de toutes vos démarches. Peu à peu vous semblerez plus tiède, vous paraîtrez comme éteint au dehors, parceque vous aurez découvert que les *braves gens* de la campagne sont si peu honnêtes, ceux de la ville si profondément bavards et menteurs, les uns et les autres en général si ingrats, si injustes, qu'il arrivera un moment où les actes les plus saisissables de votre générosité s'inspireront moins d'un sentiment de commisération individuelle que du respect de la noble profession à laquelle vous appartenez. Vous aurez reconnu alors que si nous ne faisions que le bien qu'on mérite, notre tâche serait fort légère.

Mais si le public est enclin à nous frapper d'impôts arbitraires, de réquisitions inopportunes, devons-nous donc, dans la crainte de ses inévitables clameurs, nous abstenir de limiter cette sorte d'esclavage bénévole ? Est-il indispensable par humanité pour autrui, d'être inhumains vis-à-vis nous-mêmes ? Sera-t-il dit que le médecin doit, sans réplique, et à toute heure, voler partout où l'on signale un malade ? Lui déniera-t-on le droit de se faire renseigner sur l'état du malade et de juger lui-même s'il faut absolument sacrifier encore une fois son repos et ses forces ? Quand le premier venu peut arbitrairement et sans discernement lui infliger la secousse d'un brusque réveil; quand il a le souvenir des rhumatismes et des rhumes provoqués par tant d'inutiles sorties nocturnes, le blâmera-t-on d'hésiter à immoler une fois de plus sa santé à celle des autres ? Sans jamais perdre de vue les exigences de la profession, sachons dédaigner de basses criailleries ; j'ai débuté comme praticien dans une petite localité, parmi une population dont on m'avait signalé l'humeur revêche. Réveillé en toute hâte, par une nuit obscure, je me rendis à l'extrémité de la ville, uniquement vêtu de ma robe de chambre. Le lendemain, de dangereux disciples de Basile affirmaient que j'avais refusé de me lever.

C'est principalement au début que les ennuis de toute nature se multiplieront dans votre pratique. Outre que vous serez plus sensible à toutes les picoteries, il y aura aussi plus d'éléments de perturbation dans le ramassis de gens sans esprit comme sans éducation qui frapperont à votre porte. Il m'est arrivé de faire douze visites de nuit dans le seul mois de janvier, par une température excessivement réfrigérante. Lorsqu'avec le temps vous aurez épuré votre clientèle, vous trouverez la profession plus douce et plus facile. A moins d'être, heureux privilégié, appelé à recueillir la succession d'un confrère qui se retire ou que la mort a enlevé à sa nombreuse clientèle, vous remarquerez que les meilleurs clients n'arriveront que progressivement, au fur et à mesure que s'édifiera votre réputation. Au commencement, on vous prônera, plus tard on vous demandera, ce qui vaut infiniment mieux. En médecine, il est difficile de se faire connaître tout d'un coup. Au fabricant, les prospectus qui vantent ses produits ; au commerçant l'enseigne décorée de

caractères gigantesques ; au notaire le double panon-
ceau doré ; au brillant enfant de Mars, l'uniforme mul-
ticolore ; au juge l'imposante robe noire ; au prêtre,
le son éclatant des cloches.... Le médecin seul est
dépourvu de tout signe distinctif ; l'usage ne lui
accorde aucun emblème extérieur, et la pudeur lui
interdit les annonces. Vous ne pourrez même sans
honte *courir* après les malades. En revanche, quand
vous en tiendrez un, vous aurez le droit de le choyer
pour en faire une conquête durable. Soyez sûr qu'il
ne gardera pas pour lui seul la satisfaction que vous
lui aurez donnée. Cet objet de votre premier amour
contera à tout venant les prouesses de votre talent, et
tout le temps de la convalescence constituera une période de chaude réclame à votre bénéfice. Quand les
malades abonderont, vous n'aurez plus le temps et
vous ne vous donnerez pas la peine de les cajoler. J'ai
connu des médecins militaires qui, mettant ainsi à
profit leurs nombreux loisirs, ne tardaient pas à faire
parler d'eux. Celui-ci distribuait aux malades nécessiteux quelque menue monnaie pour servir de passe-
port à son habileté pratique. Celui-là, demandé en
consultation chez une de mes malades, finit par substituer ses visites nombreuses et très prolongées à la
visite journalière du médecin traitant. Un autre asso-
ciait sans vergogne les attentions du médecin aux
soins infiniment petits de l'infirmier. Il y a tel médecin essentiellement conservateur qui cultive avec servilité les personnes qu'il a traitées. Tel autre, madré
compère, captive la confiance de ses faibles clientes,

au point de se constituer à la fois le gardien de leurs
petites santés et de leurs gros intérêts Politesse obsé-
quieuse, prévenances de toute nature, services occultes, rien ne répugne à ces écumeurs de la médecine.
Ils visitent assidûment et flattent sans relâche des
personnes en état de santé, afin de ne pas les perdre
quand elles deviendront malades : commerce fatiguant
que la cupidité peut seule entreprendre et soutenir, et
qui d'ailleurs ne laisse pas d'être lucratif; car le vulgaire, cet être collectif qui aime tant l'erreur, d'après
Horace, qui est de feu pour le mensonge, suivant Boi-
leau, le vulgaire, dis-je, est par-dessus tout avide de
flatterie. Le talent du médecin, le vrai talent, celui
qui le fait parvenir, n'a rien de commun avec l'art de
guérir. Ceux qui prétendent peser son mérite sont
trop au-desssous du niveau des connaissances médicales pour baser leur opinion autrement que sur des
circonstances accessoires ou étrangères à la médecine.
Sachez plaire, vous serez instruit. Et pour ne pas dé-
choir, ne cessez jamais de plaire. Dans une maison
où vous traiterez un malade, il ne suffira pas d'avoir
ressassé près de son lit vos ordonnances et vos con
seils. Sur le palier, vous serez arrêté par un membre
de la famille devant lequel il faudra reproduire *in
extenso* l'historique de la maladie; en descendant, vous
rencontrerez de nouveaux interlocuteurs embusqués
à chaque étage; une fois dans la rue, et tandis que
vous croirez enfin vous appartenir, on courra après
vous pour éclaircir un point de traitement, si même
on ne vous rappelle pour remonter une soixantaine

de marches, jusqu'auprès du malade qui désire vous parler encore. Je suis parvenu à éluder une partie de ces ennuis. Ayant reconnu que plus il y a de gens pour écouter, moins on a de chance d'être entendu, au lieu de m'adresser à tout le monde, je prends à part la personne la plus intelligente, que je prie de bien m'écouter. Elle reçoit mes instructions avec promesse de s'y conformer, et c'est à elle que je renvoie pour toutes informations. Reste à subir le choc des questions *extra-muros.* Si la maladie du client est très grave, ou plutôt si le malade est un personnage important, vous ne pourrez entrer dans une maison ou traverser une rue sans être minutieusement interrogé à son endroit : et quelques dilatoires réponses que vous impose la discrétion professionnelle, la foule vous attribuera complaisamment les erreurs de son imagination vagabonde. De là, l'origine de réclamations désobligeantes : — Monsieur, vous avez dit que mon fils est perdu ! — Monsieur, vous prétendez à tort que ma femme est atteinte de phthisie ; il n'y a jamais eu un seul cas de cette maladie dans sa famille ! — Souvent une infidélité subite vous fait soupçonner qu'il y a une anguille sous roche, et bientôt vous découvrez qu'on vous a sacrifié à un bavardage.

Tandis que chacun a le droit de vous choisir et de vous éliminer à volonté, sachez à votre tour vous composer un cadre de clients convenables, et remercier ceux dont le caractère vous irrite. Pour être heureux, il faut que le médecin possède le sentiment de son indépendance, sans lequel il ne peut exercer avec dignité. Les manœuvres avec lesquelles certains médecins espèrent assujettir leurs clients réservent autant de souffrance à leur amour-propre que de profit à leur clientèle. Ils se mettraient dans une position infiment plus honorable, si leur attitude indiquait qu'il ne suffit pas de *payer* pour les avoir. On estime les hommes et les choses proportionnellement à la difficulté d'en jouir : *quod rarum, carum.* Rien ne m'attriste comme un médecin avaricieux qui se prostitue en quelque sorte au caprice public et craint par dessus tout de perdre un client.

Votre clientèle vous offrira un grand mélange de gens sans éducation et de personnes de bon ton. Je suis heureux de pouvoir dire que dans votre contact avec tous les degrés de l'échelle sociale, vous recueillerez partout des marques de déférence, une sorte d'hommage respectueux et universel pour le caractère essentiellement noble de la profession. Aussi bien, vous ne recevrez pas toujours directement l'atteinte des ennuis très-variés que j'ai résolu de dévoiler. La plupart des contrariétés vous arriveront par une ligne oblique, et sous une forme un peu énigmatique. Ainsi dans le cours d'une maladie, on dira : — Ah ! docteur, cela ne va pas ; cela n'avance pas. — Nature d'exclamation qui, en raison de l'accent qui l'assaisonne, ressemble assez ordinairement à un reproche. Ne cherchez pas à rassurer, en contestant l'à-propos de cet indice de découragement. Convenez plutôt que le mal est stationnaire ou même aggravé, et surtout paraissez à votre tour découragé, et

au besoin mécontent, en faisant ressortir les influences défavorables de la saison, de la température
extérieure, et principalement de la constitution du
malade. D'accusé, vous devenez en quelque sorte accu-
sateur, et cette inversion des rôles amène aussitôt une
réaction favorable. La même bouche qui exprimait un
regret, presque une plainte, va faire un retour sur les
probabilités de guérison que vous aviez précédemment
raisonnées. J'ai remarqué en pareille occurrence
qu'un jugement qu'on a péremptoirement porté, plus
par impatience et par esprit de critique que par conviction, ne doit pas être combattu. Tenter de rassurer
contre leur volonté ceux qui se sont mis dans la tête
de s'alarmer, c'est chercher à se justifier. Or, là où il
n'y a pas de faute commise, il est bon d'éviter tout
ce qui ressemble à une justification.

Quoi qu'il en soit, ce sont les personnes les moins intéressées au sort du malade qui se montrent les plus
vétilleuses. Celui-ci d'abord, descendu au dessous du
niveau normal de sa volonté, est assez supportable.
Ses parents, plus ou moins effrayés et bouleversés,
s'occupent à peu près au'ant d'obéir que de critiquer.
Ses amis apportent le contingent de leurs préjugés,
des observations fades et saugrenues. Les curieux, espèce incommode, malveillante et stupide, nous donnent la plus rude besogne. Déracinez une de leurs
erreurs. aussi vite il en naîtra cent ; vous renoncerez
à détruire cette hydre de Lerne. Mais la désolante cote-
rie fonctionnant au profit d'un confrère, et quelquefois
à son insu, comment la peindre ? Vous auss

vous rencontrerez peut-être dans votre carrière quelque vieux satyre en jupons, débris insoumis et irritable d'une existence consumée en d'inutiles regrets, dont la langue acerbe s'attache à venger sur la jeunesse les dédains de la génération passée. Vous verrez dans la société de méchantes gens qui prennent rang de puissance par la crainte et la défiance qu'ils inspirent; les personnes du monde leur jettent à l'envi le gâteau de miel, pour éviter leurs coups. Ne dédaignez pas de fléchir l'humeur irascible de ces impitoyables Cerbères, sous peine de parvenir lentement et laborieusement. Car dans le *grand monde*, peu de personnes vous accorderont immédiatement leur confiance, après tant d'années qu'on appelle dérisoirement les plus belles de la vie, absorbées d'abord par une séquestration longue, fatigante et en partie superflue, dans les lycées, et ensuite par l'étude des infirmités humaines. En vain, vous apporterez l'espoir et la vie dans l'asile du pauvre; en vain vous déroberez à la mort une foule d'obscures existences; tant que vous n'aurez pas calmé une migraine à dentelles, ou amorti les rhumatismes d'une notabilité quelconque; vous serez sans expérience. Telle dame qui voudra bien vous confier la maladie de sa camériste, sur la recommandation de vos amis, hésitera à utiliser personnellement votre talent, tandis qu'il n'a pas encore ébranlé l'indifférence des gens élevés.

Quelles que soient l'espèce et l'intensité de la maladie de votre client, il se montrera toujours pressé de guérir. Rien de plus naturel. En revanche, rien de

plus déraisonnable que la prétention de vous dicter la
c lasse de moyens auxquels on veut bien se soumettre
et la durée de traitement que l'on accepte : double
cercle de Popilius d'où vous ne sortirez qu'à vos dépens. L'injustice des clients envers les médecins est
directement proportionnée à leur ignorance en matière
de médecine. Cette sentence s'applique même aux personnes les plus instruites. Attendez-vous donc, dans
toutes les classes de la société, dans les salons comme
dans les mansardes, à heurter de front les erreurs les
plus grossières. Une savante analyse vous fera reconnaître, par voie d'exclusion, et d'accord avec une ouïe
fine et exercée, une pneumonie latente; et quand un
traitement bien dirigé aura dompté cette affection perfide, la naissance d'un abcès critique sera le signal de
votre déchéance : vous serez supplanté parce que
vous n'avez pas *purgé* le malade de son *mauvais sang*
(historique). Hélas! que ne pouvons-nous purger tant
de cervelles de leur mauvais sens? On dira d'un air
outrageusement assuré que vous vous êtes trompé,
vous, l'homme de l'art, et on ne soupçonnera pas un
instant qu'on puisse se tromper lorsqu'on s'aventure
dans les écueils d'une critique médicale. Bien mieux,
ceux à qui ce propos inique et insolent sera com-
muniqué l'accepteront avec empressement et sans
contrôle ; et dans cette sorte de dissidence entre
l'homme de l'art et une tête montée, vous vous justi-
fierez moins facilement que si vous étiez accusé
d'avoir « volé les tours de Notre-Dame »

Enfin de compte, l'inintelligence du vulgaire, qui

suscite au médecin tant de pénibles émotions, profite-
t-elle au moins à quelqu'un? Oui, à l'empirique, dont
elle prépare merveilleusement les succès. Car au sein
de si nombreuses maladies qui peuvent guérir spontanément, le rôle de la médecine se borne souvent à
surveiller. La vraie difficulté consiste à mener le moral du malade. Maîtriser l'imagination, tel est le secret de la réussite. Or, celle qu'on nomme la *folle du
logis*, chez les personnes dont la santé est bonne, comment la désigner chez les malades?

Si tout ce qui précède a eu le privilége de captiver
votre attention, vous comprenez que la profonde hon-
nêteté de l'homme de l'art est plus propre à assurer le
calme de sa conscience qu'à faire briller son mérite.
Cependant je redoute au moins autant d'exagérer que
de retrancher la plus petite partie de la vérité. En
conséquence, n'allez pas concevoir cette idée désespérante, que pour parvenir à une position honorable et
avantageuse, il est indispensable de se prosterner devant la sottise enrichie. Avec du talent, et malgré
l'indépendance des allures, vous serez estimé et vous
aurez des clients. Bien des fois je me suis révolté contre d'absurdes prétentions; j'ai rompu en visière avec
plus d'un gros amour-propre; je m'en suis toujours
admirablement trouvé au point de vue de ma satisfaction intime, et l'intérêt matériel en a rarement
souffert. — Docteur, me dit un personnage élevé,
vous vous êtes trompé, cette tumeur n'est pas un clou.
— Monsieur, si vous êtes plus compétent que votre
médecin, veuillez définir la maladie qu'il a méconnue

et permettre que votre définition soit transmise à l'Académie de médecine. Celui-ci était un homme d'esprit, encore bien que cet épisode ne l'indique pas. Il se convertit séance tenante, je le dis pour sa réhabilitation. *A fortiori*, les gens mal éduqués vous déconcerteront par leur cynique outrecuidance et la fatuité de vouloir vous apprendre beaucoup de choses. Dans les premiers mois de ma pratique, ayant visité une école en qualité de médecin du bureau de bienfaisance, j'avais pris note de diverses maladies dont quelques élèves étaient atteints. Le soir même je reçus une lettre d'une mère courroucée. On me disait que quand je serais père de six enfants, je saurais distinguer la teigne de la *bosotte*, et qu'on me pardonnait parce que j'étais jeune. Je répondis que je priais le ciel de me préserver d'une paternité aussi exubérante, qui ne me paraissait pas nécssaire pour être plus instruit et plus poli que l'auteur de la lettre.

Vous aurez quelquefois de semblables passe-d'armes, genre d'émotions propre à vous aguerrir contre les petits ennuis quotidiens de l'espèce suivante. — Docteur, combien de temps serais je malade ? Cette inévitable question, on nous la pose souvent durant l'incubation même d'une maladie, alors que les éléments de pronostic sont insuffisants. Dans l'hypothèse même où le diagnostic n'est pas douteux, il est rare qu'on puisse prédire avec certitude la durée de la maladie, qui dépend de tant de conditions particulières dont le médecin n'est pas absolument maître, comme, par exemple, la docilité du malade. Et pourtant, on tient à une réponse catégorique. En sorte que le médecin se trouve à chaque instant placé dans l'alternative de mécontenter son client, en donnant une réponse évasive, ou de courir les risques d'un pronostic hasardé. Si par malheur il a prédit une semaine de séjour au lit, dès le neuvième jour, de constantes et inexorables doléances pèsent sur lui comme une accusation de trahison ou d'incapacité. Il est de rigoureuse observation que les caractères les plus enclins à réclamer sont ceux dont l'insubordination a compromis un diagnostic bien fondé. On sera toujours plus indulgent pour les empiriques que pour les médecins. Comme ceux-ci pensent plus à agir qu'à parler, il faut qu'ils enlèvent le mal rapidement, parce qu'on les jugera d'après les faits. L'empirisme, au contraire, s'applique à distraire l'attention du malade par d'infatigables momeries; il réussit ainsi à absorber son impatience et à déguiser la nullité du traitement. Ce n'est pas autre chose qu'une expectation enjolivée. Mais la seule variété de malades à qui j'ai reconnu une indulgence sans réserve est composée des personnes qui entreprennent de se traiter elles-mêmes. Leur longanimité est inépuisable; elles seront assez patientes pour s'édulcorer paisiblement pendant des mois entiers en l'honneur d'une indisposition innomée et problématique. Ce sont elles surtout qu'on entend chanter la vertu des élixirs et les bienfaits de la méthode Raspail.

Lecteur, les quelques traits que je viens d'esquisser dans ce premier chapitre suffisent pour établir que l'art est difficile et la critique abondante. Ceci posé, veuillez vous rappeler que vous, médecin, vous serez supérieur à vos clients par l'instruction presque toujours, et par l'éducation généralement. Avec le juste sentiment de votre valeur, il n'y aura de servitudes que celle que vous consentirez à tolérer au profit de vos malades. Peut-être vous ai-je un peu attristé. Pour vous mettre en garde contre les tribulations de la pratique, il fallait en aborder résolument l'histoire. J'ai peint d'après nature, sans aucunement charger ma palette. Je sais bien que, plein des illusions de votre âge, vous ne manquerez pas de me trouver alarmiste. Mais un jour viendra où vous serez forcé d'avouer la modicité de mes révélations.

CONSIDÉRATIONS PRATIQUES.

Les malades les plus avides de guérir sont, par le fait d'une contradiction étrange les moins dociles, et les plus portés à accuser le médecin des lenteurs de la maladie. « Semblables, dit Réveillé-Parise, à des esclaves qui demandent la liberté sans avoir le courage de rien entreprendre pour l'obtenir. » Pour guérir, il faut la volonté de guérir, le courage d'exécuter des prescriptions opposées à ses inclinations naturelles. En matière d'hygiène, les antithèses sont le plus souvent victorieuses, et insister dans son sens, c'est s'éloigner de l'harmonie. A l'homme obèse on recommande l'exercice ; au gourmand on préconise l'abstinence ; au sybarite qui aime la voluptueuse et énervante nonchalance du boudoir; on ordonne de braver les intempéries du dehors. Celui qui obéit avec énergie, et je ne crains pas d'associer deux expressions qui semblent incompatibles ; celui-là est à peu-près sûr de guérir. Le premier pas est difficile, le second paraît déjà moins pénible et l'habitude finit par adoucir les rigueurs du traitement. « Après la révolution, dit encore Réveillé-Parise, les émigrés furent guéris, les hommes de leur goutte, et les femmes de leurs vapeurs. Les âmes furent également retrempées. On a dit avec raison que c'était l'expérience la plus en grand qui ait été faite sur les avantages de l'exercice et de la frugalité pour guérir les maux de nerfs »

L'hygiène guérit plus de maladies que la matière médicale. Mais les malades sont peu patients et ont trop de confiance dans les ressources pharmaceutiques. Ils s'imaginent que chaque remède doit produire instantanément de l'effet. De là cette fréquente boutade : Docteur, votre potion n'a pas agi ! Aussi dans les maladies longues, le dernier médecin qui traite le malade, celui qui arrive au bon moment, c'est-à-dire celui dont la présence coïncide avec une crise salutaire, celui-là est le plus savant. *Item*, la dernière drogue est la plus efficace. Et pourtant, dans certaines affections, dans certains cas d'hydropisie, par exemple, un médicament qui a échoué à la période initiale, produira, ou du moins, semblera produire d'heureux effets étant administré dans d'autres temps. C'est le résultat d'une modification heureuse survenue dans le cours de la maladie. Un fait va le prouver.

Pendant trois semaines, j'avais traité avec des purgatifs drastiques une jeune femme atteinte d'ascite. Un uromane qu'on alla consulter prescrivit 30 gr. de sirop amygdalin, et huit jours après l'ascite avait complétement disparu. A quel traitement faut-il attribuer la guérison? Peut-être à aucun des deux, me direz-vous? Soit, mais vous accorderez plus de raison d'être à la méthode purgative qu'à une dose insignifiante d'un sirop inefficace.

Le hasard est prodigue de circonstances bizarres et malencontreuses. Appelé auprès d'un homme qui vient de faire une chute et ne peut mouvoir les membres inférieurs, vous annoncez prudemment que cette paraplégie peut avoir une certaine durée. Cette déclaration n'étant pas suffisamment rassurante, on fait venir un *guérisseur*, qui confectionne et applique lui-même un topique composé de tous les condiments qu'il peut trouver dans la maison. A quelques jours de là le blessé est sur ses jambes.

Peu de temps après, requis pour un accident semblable, vous espérez guérir votre client en quelques semaines, et vous êtes heureux de lui faire partager cet espoir. Qu'arrive-t-il? Au bout de six mois il en est encore à se servir de béquilles.

Dans ces deux cas il y a eu erreur, parce que la science ne pouvait vous donner des éléments de pronostic suffisants. Et cependant, ce n'est pas la science en général qui sera accusée, c'est la vôtre particulièrement qu'on trouvera défectueuse.

Pour qu'un médicament ait de la vertu, il faut qu'il inspire de la confiance. Dans les maladies chroniques, chaque moyen nouveau sourit au malade et semble d'abord agir favorablement. Cet effet dure peu, et tombe avec la passagère excitation morale dont il est né. Le médecin trouve encore là une source de mécomptes. Un de mes confrères traitait une phthisie avancée, et bien entendu il ne parvenait pas à la guérir. Une sage-femme survint qui promit guérison; une sage-femme qui connaît assez la crédulité vulgaire pour oser se dire plus habile que tous les médecins, et leur *souffler* des malades à la barbe du parquet qui tolère qu'elle les souffle à la société. (Le Parquet s'est enfin ému, la coupable a subi le châtiment de ses fautes... 15 fr. d'amende!) L'effrontée Lucine, après avoir amèrement critiqué le pauvre docteur, entreprit de guérir la malade de son *rhume*, avec la persuasion d'en venir à bout! Une fonte de tubercules eut lieu, la toux devint moins pénible, le sommeil et l'appétit reparurent, et, en fin de compte, la santé de la malade s'améliora au point que toute une famille émerveillée publia la supériorité éclatante du docteur en jupons. La malade, il est vrai, arrivée à cette période extrême de la phthisie, ne tarda pas à mourir; mais le public resta convaincu que le traitement de la sage-femme, appliqué en temps opportun, aurait abouti à la guérison.

Dans le cours normal et régulier d'une maladie, alors même que le médecin a prévu et annoncé la lente évolution des symptômes, souvent il a la douleur de voir son impatient malade passer en d'autres mains au moment où il pressentait la convalescence. La conclusion inévitable, c'est que le dernier venu, incomparablement plus capable que son prédécesseur, a guéri en trois jours une maladie traitée à faux pendant trois semaines. Et, nous médecins, nous concluons que si nous traitions nos malades avec aussi peu de discernement qu'ils en mettent à nous juger, la médecine ne serait plus un art de conservation.

On ne peut s'imaginer combien le vulgaire abuse de l'adage : *Post hoc, ergo propter hoc.* Toute indisposition éventuelle qui surviendra dans le cours du traitement lui sera attribuée. Du moment où vous aurez fait une prescription, si bénigne qu'elle soit, vous serez responsable de tous les accidents qui pourront survenir pendant quinze jours, sinon pendant plusieurs mois. On ne reconnaîtra pas que l'évolution successive des phénomènes morbides est dans la marche de la maladie, et sans tenir compte des imprudences qu'on a commises, on vous dira que *les pilules étaient trop fortes.* Vous serez garant de toutes les complications ; les personnes, les plus indulgentes vous reprocheront seulement de n'avoir pas su les prévenir.

Il faudra donc quoi qu'en dise la *Cuisinière bourgeoise,* savoir faire une omelette sans œufs? Oui, ou peu s'en faut. Vous ne manquerez pas de dorer la pilule, c'est-à-dire en toutes circonstances de déployer plus encore de savoir-faire que de savoir. Par exemple, en prescrivant un médicament, ayez soin de dire l'effet que vous en attendez. Si l'événement justifie vos prévisions, tout est bien; sinon, faites remarquer que vous avez redouté d'employer d'emblée une dose considérable, et vous passerez pour un médecin prudent, ou bien vous attribuerez l'inefficacité du remède à la force vitale du malade. Si débile que soit votre client, et peut-être pour cette raison même, le compliment lui plaira ; il vous priera d'agir avec plus de vigueur, et vous pourrez impunément le *mener* aussi *dur* qu'il sera utile de le faire.

Lorsqu'en l'absence de ces précautions préliminaires, le traitement sera critiqué, dédaignez une censure inepte ; ne vous donnez pas la peine d'entrer dans une discussion superflue avec des sourds qui ne veulent pas entendre. Si vous pensez ne pouvoir vous dispenser de contester l'à-propos de la critique, ne lui faites pas l'honneur de vous échauffer ; un ton adouci est toujours plus persuasif, et d'autre part une réplique *ab irato* pourrait bien vous faire assister vivant à vos funérailles, comme Charles-Quint.

Dans les hôpitaux on prescrit ; dans la médecine privée il faut être en quelque façon autorisé à prescrire. C'est-à-dire qu'après avoir minutieusement recherché ce qu'il convient de faire, il reste à découvrir ce qui peut plaire. Quand une ordonnance sera mal accueillie, vous vous empresserez de la modifier, s'il est possible. Je vous assure que ce sera beaucoup plus court que d'essayer de détruire une déraisonnable antipathie. Sachez d'ailleurs que si vous l'emportiez de vive force, ceux qui obéiraient de mauvaise grâce saisiraient pendant le reste de la maladie les occasions de se montrer agressifs et intolérants.

Du cercle des curieux qui assistent à la visite du médecin il sort communément des paroles laudatives : « J'avais bien dit qu'il fallait des sangsues. Monsieur le Docteur a raison, il faut un vésicatoire, cet enfant là est plein d'humeur. » Quand vous serez ainsi appuyé, quoi qu'il arrive on ne récriminera pas ; vous ne serez pas accusé d'avoir *tué* le malade. Si par malheur le traitement n'est pas conforme aux singulières idées d'un auditoire aussi immodeste qu'ignorant, à la moindre crise vous serez désarçonné. On ne vous dira pas en face que vous êtes un âne, épithète que par un privilége spécial on réserve aux médecins. Pour ma part, je n'ai pas eu à châtier tant d'impertinence ; mais comme je l'ai souvent entendu dire des autres, j'ai pensé qu'il m'en advenait autant à l'occasion.

Ainsi donc, un imbécile qui dira que vous avez fait une faute trouvera une foule de sots prêts à colporter ce méchant propos. On croit le premier venu qui n'a rien appris, tandis qu'on suspecte toujours l'homme de l'art. Je ne trouve pas mauvais que l'on conteste son infaillibilité : *A liquando bonus dormitat Homerus.* Mais encore, si la médecine est une science si vaste, si longue à étudier ; si les praticiciens eux-mêmes peuvent se tromper, il faut convenir que les gens du monde sont bien présomptueux quand ils se croient en état de faire une critique fondée en matière de médecine.

Les préventions du vulgaire vis-à-vis certains médicaments, tels que l'opium, l'émétique, le mercure, déterminent quelquefois le médecin à formuler en latin ou à n'employer que la désignation purement scientifique des substances. Cette mesure de précaution a des inconvénients ; elle est cause qu'on lui reproche..... le croiriez-vous ? de dissimuler la nature dangereuse des médicaments employés ! Lorsque je prescris du calomel, je l'appelle par son nom; sans prévenir qu'il contient du mercure, je n'en fais aucun mystère. En agissant sous l'irspiration exclusive de sa conscience, on ne met aucun tort de son côté. Partout où je trouve de la résistance, je fais observer que j'ordonne dans l'intérêt du malade, non pour mon plaisir; et tout en reconnaissant que le client a le droit d'exercer librement sa volonté, je déclare qu'enfreindre mes ordonnances, c'est dégager ma responsabilité. Lorsque je vois de l'incertitude dans l'esprit de mes clients, je ne balance pas à proposer l'adjonction d'un confrère; quelquefois même, j'hésite à le dire, tant c'est d'un mauvais exemple, je les engage à confier à d'autres leur précieuse santé.

Une bonne partie des prescriptions du médecin a pour unique but de rassurer le malade, toujours si prompt à croire qu'on le néglige ou qu'on l'abandonne. Cependant vous seriez coupable d'imiter ce médecin dont on pouvait dire : « Il en est à sa quinzième visite, et moi à sa quinzième ordonnance. » Les pharmaciens aiment beaucoup cette méthode et ne manqueront pas de vous la conseiller, comme propre à établir aux yeux du monde votre incontestable savoir. « N'est-ce pas Sydenham qui se vantait de porter dans la pomme de sa canne tout ce que l'arsenal de la thérapeutique contient d'essentiel : de l'opium, de l'émétique, du quinquina et une lancette ! Que je me trompe ou non , c'était certainement un homme illustre dont la réputation, ainsi que la fortune, n'avaient plus à redouter les caprices de la clientèle, ni à subir les exigences du public. Ces simplifications de la matière médicale ne réussiraient pas aux modestes praticiens obligés de complaire à leurs trop rares malades. Il leur faut, au contraire, des formules toujours prêtes; il faut qu'à chaque symptôme pour lequel on vient les consulter, ils puissent opposer des recettes sans nombre et déjà éprouvées. Tel est du moins l'idéal que se font du vrai médecin les gens du monde; pour eux, notre science n'est qu'une affaire de mémoire, et toutes nos bibliothèques peuvent se résumer en deux listes parallèles; la première remplie par la nomenclature des maux, graves ou légers, dont souffre l'humanité; la seconde, offrant en regard de chacun des noms de la première, le moyen qui doit les guérir ou les soulager. Celui qui sait le mieux par cœur ces listes et qui en sait le plus long est le meilleur médecin. C'est ce qui explique les interpellations saugrenues qui, dans les salons, à table, partout, assaillent et parfois déconcertent le jeune docteur qui n'est point sur ses gardes : « Docteur, j'éprouve telle chose, que faut-il donc que je fasse ? » Que de fois nous a-t-elle été adressée à tous, cette question, par des personnes inconnues ! Et l'étonnement profond que cause à nos interlocuteurs indiscrets la plus petite hésitation de notre part, qui de nous ne l'a remarquée cent fois, non sans quelque amertume ? Quoi de plus simple cependant ? n'avons-nous pas notre liste et devons-nous manquer de mémoire ? Cela explique encore pourquoi l'on s'adresse si volontiers aux pharmaciens, voire aux herboristes, ces descendants de Chiron; pourquoi nos grand'mères avaient toutes leurs cahiers de recettes médicinales, pourquoi les dames châtelaines font, avec la plus calme conscience, une si rude concurrence à nos confrères des campagnes; et pourquoi enfin, car il est bon aussi de confesser nos fautes, si peu d'entre nous osent quitter un client ou le renvoyer de leur cabinet, sans signer une ordonnance quelconque, si insignifiante qu'elle soit. »

« On cherche toujours le bon côté des choses, et, comme le conseillait le philosophe Épictète, l'anse qui les rend faciles à porter. Cette faculté de répondre par des formules imperturbables à toutes les souffrances cataloguées de l'organisme, cela, pour peu qu'on y mette de la complaisance, s'appelle de l'art; et quand on possède cette faculté, on se décore du nom d'homme pratique, on se diplôme praticien, et tout est pour le mieux dans le meilleur des mondes possibles. (1) »

Ainsi donc, quelque bénigne que soit la maladie de votre client, quelque tendance qu'elle ait à guérir spontanément, donnez une formule. Sinon, vous ne serez pas un *vrai* praticien, et l'on vous évincera souvent au profit d'un confrère qui s'empressera de prescrire un catalogue de médicaments. Cette affection légère, qui aurait guéri en l'absence de ses remèdes, guérira

(1) M. Legrand. *Union médicale*, t. XI, n° 148.

évidemment avec eux et peut-être malgré eux. On affirmera néanmoins qu'ils ont sauvé le malade, et il ne vous sera ni permis ni possible de prouver le contraire.

Les prescriptions hygiéniques, si souvent utiles, ne plaisent pas dans leur état de simplicité, tant le vulgaire croit fermement que « hors la boutique d'un apothicaire il n'y a pas de salut ». Conseillez un régime alimentaire tonique, il vous arrivera, après tant d'autres, d'entendre dire qu'il n'était pas nécessaire de consulter pour *boire et manger*. Ordonnez à la fois des toniques analeptiques et médicamenteux ; prescrivez de la gymnastique et des pilules de Vallet, on consentira peut-être à faire le Trapèze, dans l'espoir de digérer les pilules. Vous renoncerez à faire comprendre que l'hygiène guérit plus de maux que la matière médicale. C'est pourquoi il faut assoupir l'imagination du malade avec des sirops, pendant que vous déciderez de combien et de quel nature d'aliments il a besoin, quel genre d'exercice lui convient.

La diète qui est la source d'une foule de guérisons, n'est généralement pas en faveur. Les gens du peuple craignent par-dessus tout de mourir d'inanition. Dans le monde éclairé, vous parviendrez encore à persuader qu'en état de maladie les besoins d'une organisation saine ont disparu, en même temps que l'activité fonctionnelle des organes digestifs. Mais le vorace campagnard, comment le déterminer à faire diète ? Vous aurez beau lui assurer qu'en le privant de nourriture vous affamez la maladie ; aucune rhétorique ne pourra conjurer ce gros appétit. Il mangera malgré vous ; et à la prochaine visite vous constaterez une aggravation de symptômes dont lui et ses parents vous cacheront soigneusement la source. Les vomissements, la diarrhée, une soif vive, l'accélération du pouls vous donneront la certitude qu'on a enfreint vos ordres, et quoi que vous fassiez, vous n'obtiendrez pas un aveu. Pour savoir une partie de la vérité, il faut exagérer l'accusation : soutenez que le malade a mangé une tranche de bœuf, on s'empressera de prouver qu'il n'a pris qu'une écuelle de panade.

Pendant leurs maladies, les enfants montrent plus de raison que les personnes raisonnables ; et la prudence des animaux fait honte à l'espèce humaine. L'appétit raisonné, ou factice, est une des plus grandes difficultés que la médecine ait à combattre.

Il y a des citadins efféminés qui se complaisent dans leurs petites indispositions, et passent délicieusement leurs journées à s'édulcorer et à savourer toutes les minauderies d'un entourage bienveillant et empressé. Voici le programme auquel j'ai dû consentir pour le bonheur d'un de ces enfants gâtés : une tasse de chicorée à 7 h. du matin (pour éclaircir le sang, suivant son opinion, conforme à celle de Lieutaud) ; à 9 h. un lavement de graine de lin, à 11 h., un paquet de rhubarbe ; à 2 h. promenade au soleil ; à 4 h. grand bain ; à 7 h. infusion de thé ; à 9 h., une cuillerée de sirop diacode, pour calmer l'irritation..... du cerveau. Pendant cette journée si bien remplie, le diner fut composé de trois asperges, une perchette, deux feuilles de salade, un fruit et un *doigt* de vin dans un verre dont la dimension fut scrupuleusement stipulée.

Ce n'est pas une manœuvre habile, un coup décisif porté à la maladie qui vous fera honneur et permettra qu'on apprécie votre habileté ; c'est plutôt une aimable condescendance à tous les caprices des clients. Le rustre, qui n'a ni le temps ni généralement les moyens d'être malade, et qui ne sait préparer ni lavements ni tisanes, préférera toujours les médicaments qui donnent en peu de temps une preuve matérielle de leur action. A l'entendre, il y a toujours une masse de bile ou de glaires qu'il faut détacher. Il lui a fallu huit jours pour se décider à faire traiter une pneumonie double ; mais dès le second jour de traitement, s'il n'entrevoit pas une guérison rapprochée, il vous donnera un successeur qui pourra bien subir le même sort. A force de changer, il se trouve un médecin qui assiste à la guérison ; souvent même c'est un empirique ou une matrone, parce que, sous prétexte que la vraie médecine n'y pouvait plus rien faire, on s'est abandonné en dernier ressort à la médecine de mauvais aloi. C'est ainsi qu'elle poursuit le médecin durant toute sa carrière, au déclin comme au début des maladies qu'il traite, toujours prête à le dénigrer et à le supplanter. Tous les jours on entend dire que tel médicastre a guéri un malade en peu de jours, sans tenir compte d'un traitement suivi d'abord en d'autres mains. Le vulgaire est fatalement myope et superficiel.

Des gens qui circulent en voiture, à pied, en traineau, et qui jouent un rôle actif et journalier dans les dîners et les bals nous demandent sérieusement : il n'y a donc rien à faire pour mon rhume? Nous savons d'avance qu'on ne suivra pas nos conseils, et qu'en réalité il y a peu de chose à faire contre un mal compliqué de sa cause. Je me débarrasse de ces consultations dérobées en recommandant, comme moyen très efficace, huit jours de séquestration absolue dans un bon lit; persuadé que cette espèce d'incubation guérit le plus désagréable des rhumes, je n'ai pas encore rencontré une bronchite assez docile pour se prêter à une solution pratique.

Une dame demandait à son médecin, en prenant le thé : Docteur, que faites-vous donc quand vous êtes enrhumé? — Madame, je tousse.

Les vieilles gens veulent une médecine toute anodine. A ces santés vacillantes, qui déclinent incessamment, il faut de bonnes paroles, des cataplasmes et du sirop de gomme. Dans cette période ultime de la vie, les jours de l'homme sont trop fragiles pour qu'on risque de les ébranler par une médication énergique. Prescrivez donc les toniques et les adoucissants sous toutes les formes, faites de nombreuses et fertiles visites, et tout le monde sera content. Dans le cours de ces visites, en l'absence d'une indication sérieuse, vous tirerez de votre sacoche l'innocente potion gommeuse que les médecins militaires, par déférence sans doute pour leur formulaire, continuent de prescrire avec une admirable fidélité. Il y a beaucoup de recettes pharmaceutiques de cette nature, qui doivent leur existence à la paresse de l'esprit humain, plus porté à imiter servilement qu'à s'affranchir par une saine observation. Au début de sa pratique, le jeune médecin est plein de confiance dans la matière médicale ; possesseur du remarquable ouvrage de MM. Trousseau et Pidoux, il attend de pied ferme l'occasion de combattre les affections réputées les plus tenaces. Trompeuse et courte illusion ! Avant deux années d'exercice de la médecine, il est tenté de jeter par dessus bord, comme bagage inutile, la longue série des antispasmodiques, la plupart des diurétiques et tous les sudorifiques.

Il est de fait que le *Codex medicamentorum* réclame d'importantes résections. Toutefois, on aurait tort de prescrire systématiquement toute substance dont l'action est incertaine : *remedium anceps melius quàm nullum*. Les antispasmodiques, sur lesquels on ne peut guère compter, rendent quelques services ; quelques-uns sont agréables au goût, ils flattent le palais du malade, affermissent sa confiance, et il arrange à sa manière un aphorisme célèbre : *Quod sapit..... curat*. De plus, il vante beaucoup son médecin : — A la bonne heure ! Les jeunes médecins font une médecine à l'eau de roses ; jadis on nous assassinait avec d'abominables breuvages. — Le bon vieillard qui parlait ainsi nous enseignait qu'il est toujours utile de tomber d'accord avec son client.

Le médecin qui connaît la mobilité de l'esprit humain varie le plus souvent possible la forme des médicaments. Tout ce qui est nouveau captive le malade, et lui inspire une sorte de plaisir qu'il prend pour un symptôme d'amélioration. Les maladies chroniques surtout exigent que le médecin se mette en frais de thérapeutique, par cette double raison que les indications varient peu, et que le traitement a une longue durée. Les affections aiguës, outre qu'elles changent d'aspect du jour au lendemain et nous forcent à varier le mode d'action, aboutissent plus vite à une terminaison, et le patient n'a aucun motif plausible de s'impatienter. Les malheureux condamnés à gémir dans les péripéties d'un mal chronique finissent par devenir moroses et irritables. Ils ne cachent pas leur antipathie pour la médecine et les médecins ; ils congédient celui-ci, qui croit les rassurer en allégeant le pronostic ; ils n'aiment pas celui-là, parce qu'il prescrit toujours *la même chose ;* ils excluent tel autre, qui leur donne des remèdes *contraires.*

Avec les éléments inintelligents de notre clientèle, il est prudent de se défier à la fois de la matière médicale et du tempérament du malade. En conséquence, il faut annoncer que la maladie est susceptible d'une certaine durée. Pour plus de sécurité, que cette durée soit conditionnelle, liée à des circonstances accessoires, de manière à donner de l'espoir, sans assumer la responsabilité d'une garantie positive. Au moyen de cette légère escobarderie, le médecin évitera de se voir éliminer comme trop alarmiste, ou de s'entendre reprocher les lenteurs de la maladie. L'homme de l'art le mieux exercé ne peut répondre de sauver son malade ; mais il est notoire qu'il y a avantage pour lui à ne pas paraître trop abattu et découragé devant la gravité du pronostic. Il y a, néanmoins, une réserve à faire : lorsque le malade est riche, d'avides héritiers donnent quelquefois la préférence au médecin qu'ils croient le moins capable, ou bien à celui qui semble le moins confiant dans la guérison. Ils s'efforcent de raréfier les visites du médecin, moins dans la prévision d'une note considérable que dans la crainte de voir le testateur se rétablir. Je dus un jour tenir à une fille dénaturée ce langage : « Vous voulez que votre vieux père meure, moi, je veux qu'il vive ; vous demandez que je ne vienne plus le voir jusqu'à ce que vous me fassiez appeler, et moi je prétends le visiter tous les jours, malgré vous, jusqu'à ce qu'il se porte bien. » Le pauvre vieillard guérit non sans peine.

Les gens du monde, aussi bien que le vulgaire, ont foi dans la vertu des simples les plus insignifiants. Cette erreur durera aussi longtemps qu'il y aura des maladies spontanément curables. Souffrez donc que des personnes d'ailleurs bien intentionnées vous conseillent, en présence du malade, d'employer la tisane de bourrache ou la décoction de pissenlit. Ne dédaignez pas d'écouter cet avis sérieusement ; et, en louant d'une manière générale, les vertus du remède proposé, vous trouverez quelque bonne raison pour ne pas l'employer.

En médecine, le nom fait beaucoup à la chose ; une préparation aura toujours du succès, si elle est décorée du nom de son auteur, si elle jouit d'une ambitieuse désignation ou d'une appellation exotique. Soyons d'ailleurs de bonne foi, praticiens qui, pour complaire à nos difficiles malades, ne rougissons pas de recommander une quantité d'infusions inutiles. On attribue la guérison à nos apozèmes, tandis que la nature a seule agi. C'est ainsi que les préjugés du peuple en matière de médecine, qui sont ordinairement la source de nos ennuis, nous réservent de loin en loin quelques succès de mauvais aloi, trop peu fréquente et trop minime réparation de journaliers déboires.

Nos clients ne soupçonnent pas les difficultés de l'art; ils se montrent d'autant moins tolérants qu'ils sont plus incapables. Il est juste de dire pourtant que ce n'est pas toujours dans la basse classe que nous trouvons le moins d'attentions et de déférence. Un érudit de la campagne se donnait le plaisir de disserter avec son médecin et lui soutenait qu'il ne pouvait pas être hydropique. La ponction ayant été faite par le médecin, son contradicteur, en voyant de la sérosité limpide s'écouler abondamment, s'exclamait : « Est-ce possible ? Moi qui n'ai jamais bu que du vin ! »

Les personnes les plus présomptueuses, les plus enclines à ergoter, n'en sont pas moins simples en fait de médecine et faciles à piper par les charlatans. Ceux-ci ont pour réussir une recette qui n'est pas à la portée d'un honnête médecin, c'est de déposer toute vergogne. Au plus fort du règne de Broussais, un empirique s'était acquis une certaine célébrité en guérissant les gastrites (et Dieu sait combien il y en avait) avec des côtelettes et du vin. On lui demandait comment, étant aussi habile, il avait pu quitter une ville comme Bordeaux : « Que voulez-vous que j'y fisse ? J'avais guéri tout le monde ! »

Peut-il y avoir jamais aucun avantage à prescrire les fameuses pilules de mie de pain ? Il ne manque pas, hélas ! d'inoffensives substances pharmaceutiques dont l'emploi peut donner le change au malade.

A l'exemple du docteur Munaret, j'ai administré le remède de Tronchin pour sauver la vie à un enfant et un crime à sa mère. Comme lui, j'ai eu soin d'avertir que mes pilules n'opéraient que lentement, qu'il faudrait plusieurs mois. Eh bien ! je le déclare, la réputation du célèbre Tronchin ne suffirait pas pour persuader à une femme agitée par la crainte d'une maternité illicite, d'attendre seulement pendant un mois l'avortement qui doit sauver sa réputation. J'ai renoncé à cet expédient comme inutile, et j'ajoute qu'il est dangereux. En effet, cette malheureuse que le médecin veut endormir dans une fausse sécurité, ne s'en tiendra pas à ses conseils ; elle suivra ceux des matrones, et, l'avortement survenant, si la justice informe, le docteur, qui a voulu prévenir le mal, sera peut-être soupçonné d'y avoir contribué. Le médecin est comme la femme de César, il ne doit pas même être soupçonné.

Il est rare qu'on nous fasse de honteuses propositions, et dans tous les cas, les personnes qui consultent pour une aménorrhée ne sont pas pressées d'avouer qu'elles craignent une grossesse. Elles veulent *quelque chose pour rappeler les règles.* Quelle que soit lacause d'une suppression, le vulgaire s'imagine que la pharmacie possède une drogue infaillible, pour ramener le flux cataménial. On va chez le pharmacien faire emplette d'un emménagogue avec la même assurance qu'on achète un robinet chez l'épicier.

Comme je l'ai dit ailleurs, le praticien ne tarde pas à reconnaître que la série des médicaments efficaces est très restreinte. Il découvre aussi que ces derniers eux-mêmes ne produisent pas toujours leur effet accoutumé. Outre qu'il y a des circonstances particulières qui contrarient le traitement, il y a des tempéraments plus ou moins rebelles. La même dose d'un purgatif produit ici un effet insuffisant, et là une superpurgation, encore bien que les sujets de l'épreuve paraissent jouir de la même force de constitution. La sagacité du médecin est journellement déjouée par des surprises de cette nature, quelque soin qu'il prenne de les éluder. Certaines personnes se purgent en buvant du lait ou de l'eau fraîche, en mangeant du veau, etc. ; pas d'organe plus bizarre et capricieux que l'estomac. Aussi la plupart des indigestions résultent moins de la quantité des substances ingérées que de leur nature et, plus encore, des dispositions du sujet. Le seul moyen d'éviter des effets inattendus consiste à faire prendre les remèdes à doses fractionnées ; il permet de ne jamais dépasser les bornes, de s'arrêter à temps, avantage inappréciable quand on considère qu'il y a des organisations douées d'une grande impressionnabilité. Il y en a d'autres qui semblent présenter comme un degré fixe de réceptibilité :

un atôme leur suffit; mais on peut forcer la dose en pure perte et sans autre inconvénient. C'est singulier; mais cela est. Ainsi, 8 centig. d'opium n'agiront que comme cinq: 2 décigr. d'émétique feront vomir ni plus ni moins qu'un seul, un gramme de résine de jalap donnera le même nombre de selles que 6 décigr., et elles seront peut-être plus rapidement obtenues et accompagnées de moins de pincement d'entrailles. C'est quelquefois un grand avantage de pouvoir éviter des coliques à une personne qui se purge, et de fatigantes nausées à celle qui doit vomir. Je ne donne jamais un purgatif sans demander au consultant s'il est plus ou moins facile à purger.

J'avoue que pour ce qui concerne les narcotiques, il vaut mieux tâtonner que de risquer un effet démesuré, d'autant mieux qu'on peut prescrire des doses supplémentaires. En effet, tous les médecins savent que certaines personnes ne trouvent le sommeil qu'avec des doses absolument massives, tandisqu'à d'autres un seul centigr. d'opium cause des vomissements, même des coliques, des vertiges et tous les symptômes d'une intoxication.

Plus les souffrances d'un malade sont considérables, plus il est à même d'absorber impunément de l'opium. J'ai moi-même pris cent gouttes de laudanum en moins d'une heure; il en est résulté des bluettes, du délire avec conscience, une dysurie insupportable, et finalement un sommeil de dix heures.

J'ai vu une dame qui salivait après avoir pris deux décig. de calomel; elle était furieuse contre le médecín qui les lui avait ordonnés. J'ai assisté à l'éruption d'un eczéma général provoqué par une friction d'onguent napolitain de la grosseur d'une noisette. Ce sont des effets surprenants que nous ne pouvons prévoir, et dont on a tort de nous rendre responsables ; mais comment persuader aux malades qu'eux seuls en sont cause, en raison d'une prédisposition exceptionnelle et fâcheuse ? Ils disent que le traitement était *trop fort* ! C'est vrai en fait, et c'est faux en principe ; et le médecin qui a agi suivant les règles de l'art, n'est pas coupable. Si de semblables contre-temps devaient nous intimider, il faudrait renoncer à la matière médicale.

Mais vous le savez déjà, je l'ai dit plusieurs fois, je le réitère, et j'aurai peut-être encore l'occasion d'insister sur cette grande vérité, à savoir, que dans une foule de circonstances la situation de l'homme de l'art est épineuse. Le malade veut guérir ; il nous appelle dans ce but bien évident, et nous n'ignorons pas que pour faire un poulet rôti, il faut prendre un poulet. Malheureusement on atténue d'emblée notre volonté et nos ressources en réclamant *quelque chose* qui ne soit pas trop fort. Avec des personnes que le traitement effarouche autant que la maladie, on ne saurait être trop circonspect ; on peut être prudent jusqu'à l'exagération quand il ne peut tout au plus en résulter qu'une certaine prolongation du mal sans compromettre l'existence du client. Dans le cas contraire, il est impossible d'entrer en composition. Mais dans le cours d'une maladie sans gravité, il vaut mieux administrer le même remède à plusieurs reprises que de s'exposer à obtenir tout d'un coup un effet intense au prix d'un certain ébranlement physique. Cette recommandation est surtout importante lorsqu'on a à faire à des tempéraments irritables; le monde est rempli de sybarites hypochondriaques qu'on ne peut toucher sans qu'ils gémissent; impropres à supporter la douleur, ils s'insurgent en quelque sorte contre elle et attribuent leurs souffrances à l'imprévoyance du médecin.

Il y a peu de personnes douées d'assez de tact pour savoir à l'occasion changer le mode d'administration des remèdes suivant les événements. C'est néanmoins une coutume fort sage et un gage de sécurité, que le docteur, en demandant l'exécution ponctuelle de ses ordres, engage à les modifier d'après certaines éventualités qu'il a soin d'indiquer. Toutefois, à la campagne, nous sommes forcés de simplifier nos recommandations; et à quelque degré de simplicité qu'elles soient réduites, on les oublie encore trop souvent, par distraction, par défaut de mémoire et par nonchalance.

Un grand nombre de médecins, je le dis à regret, se passionnent pour les préparations pharmaceutiques embellies d'un nom propre. Quelques-uns, essentiellement timides, aiment à prescrire sous le couvert de l'inventeur; la plupart, foncièrement paresseux, s'évitent volontiers la peine d'écrire une ordonnance. En conséquence, ils prescrivent le sirop de Gille, les pilules de Vallet, les pastilles de Gélis, la limonade de Rogé et *tutti quanti*. Cette routine peut devenir une habitude déplorable pour plusieurs raisons : 1º elle écarte les considérations pratiques qui exigent l'association de plusieurs médicaments ; 2º elle trahit les mystères de l'art : quand les gens du monde ont meublé leur mémoire du nom de l'agent médicinal qu'ils ont employé, ils le prônent à outrance dans le cercle de leurs relations ; il en résulte souvent un usage intempestif ou abusif, et dans tous les cas, une tendance à s'affranchir du médecin ; 3º enfin ces préparations, généralement coûteuses, et dont le prix d'acquisition est élevé même pour les pharmaciens, sont pour le client une occasion de dépense exagérée, et pour la pharmacie la source d'un minime bénéfice.

Les personnes les plus promptes à troubler le repos du médecin ne sont pas toujours les plus dociles à écouter ses avis. Souvent il vous arrivera de retrouver intacts la potion et le liniment que vous aviez prescrits, quelquefois la recette sera encore là, à la place même où vous l'aurez écrite. La plupart du temps on aura donné au malade, en un jour plein, trois ou quatre cuillérées d'une fiole qui devait être prise tous les quarts d'heure. Il ne suffira pas de formuler, il faudra recommander chaudement la prescription ; et comme on est toujours enclin à employer des demi-mesures, il sera bon d'atténuer l'intervalle entre les prises du médicament et de modérer la quantité de véhicule, surtout quand vous traiterez un enfant.

Vous serez bien des fois obligé, en présence de personnes rebutées par l'opposition du petit malade, de démontrer qu'on peut venir à bout de l'enfant le plus rétif par le procédé suivant: pincer le nez, et forcer ainsi à ouvrir la bouche pour respirer; introduire la cuillère, qu'on retourne aussi vite pour la placer entre les dents, comme un bâillon. Cette manœuvre paralyse les efforts d'expuition. Trop fréquemment ce procédé sommaire est le seul possible; et dans le traitement des maladies de l'enfance, aussi bien que pour le diagnostic, vous serez aux prises avec les mêmes difficultés que la médecine vétérinaire. L'enfant malade repousse le médecin; il s'agite jusqu'au spasme ; il crie à tue-tête, il fait de convulsifs efforts pour se dérober à la palpation et à l'auscultation, voies de diagnostic d'autant plus indispensables qu'il y a absence de renseignements sur les sensations du sujet. Tant que vous serez célibataire, vous endurerez une aussi grande indocilité avec une sourde impatience ; quand vous serez père, vous supporterez mieux ces inconvénients. Cependant il y a des enfants d'un caractère tellement sauvage et indomptable, qu'on voudrait en être le père pour les fouetter à son aise.

Plaisanterie à part, je recommande les enfants malades à votre bienveillance. On est ému doublement de la souffrance de ces petits êtres et du chagrin de leurs parents.

Dans ce premier âge de la vie, il vous en souvient, nous avons tous aimé les sirops. Et néanmoins, étant malades, les enfants rebutent les substances sucrées. Les adultes eux-mêmes préfèrent l'eau pure et même les amers. L'eau est sans contredit plus agréable qu'aucune tisane ; non-seulement elle plaît, mais elle est plus facile à digérer que de lourdes décoctions composées d'eau bouillie , c'est-à-dire privée d'air, et de molécules amylacées dépourvues de toute action thérapeutique. Dans les cas où l'on ne pourrait sans inconvénient la donner froide, il serait facile d'en briser la température avec quelques gouttes d'eau chaude, ou de la laisser s'amortir à proximité du feu. Il est remarquable que c'est précisément quand l'eau froide serait d'un emploi nuisible, que le malade la désire le plus ardemment.

Jamais on ne pourra faire avaler une pilule à un enfant. Ceux qui ont la meilleure volonté essaient sans y parvenir. Dès la première tentative de déglutition, ils l'écrasent, ils la mâchent ; ils en perçoivent la saveur amère et leur instinctive répulsion est alors au comble. Ainsi le sulfate de quinine, si utile dans le traitement des maladies de l'enfance, qui revêtent fréquemment un cachet d'intermittence, le sulfate de quinine ne peut être donné qu'en lavements, et quelque minime que soit la quantité de l'expédient, le plus souvent il ne sera pas gardé pendant un quart d'heure. J'en suis venu à donner invariablement l'extrait de quinquina dans du café noir ou même dans de l'eau sucré, sauf chez les enfants d'un an et au-dessous auxquels je réserve le sirop de quinquina. Les enfants m'ont toujours paru prendre l'extrait plus facilement même que la quinine brute, qui n'est pas aussi insipide qu'on le prétend.

Tandis que la plupart des malades exécutent non-

chalamment et imparfaitement les prescriptions du
médecin ; tandis que les garde-malades trouvent si facilement des raisons pour s'affranchir d'une partie de
nos recommandations, il est juste de dire qu'on rencontre quelquefois des personnes scrupuleuses à
l'excès. On courut un jour après moi jusqu'à deux
kilomètres, pour savoir si c'était du vinaigre rouge ou
blanc dont il fallait imbiber les compresses. Il y a
une classe qu'on pourrait appeller les *gourmands* de
la pharmacie. Ce n'est pas assez de leur avoir ordonné,
dans une seule visite, de la tisane, une potion, un
liniment, un pédiluve et un lavement ; ils demandent
en dernier ressort s'il n'y a rien d'autre à faire ? Si le
médecin se borne le lendemain à faire insister sur
l'emploi des mêmes moyens, on le force bien à y
ajouter quelque chose, en faisant pleuvoir sur lui des
observations de ce genre : Docteur, vous ne m'avez pas
dit ce qu'il fallait faire pour mon rhume ! — Vous ne
m'avez rien prescrit contre cette douleur que j'éprouve
dans le dos ?

Il y a des personnes qui se lavementent tous les
jours, aussi regulièrement qu'elles font leurs repas.
Quand un de ces maniaques sera malade, ne comptez
pas le voir renoncer provisoirement à son habitude
favorite ; l'occasion sera trop bonne pour passer des
lavements simples aux lavements composés. Si vous
prescrivez du laudanum, de la belladone ou une substance quelconque en potion, on réclamera tout de suite
la faveur d'incorporer cet agent médicinal au lavement
ordinaire. Quand vous découvrirez cette toquade chez

vos clients, vous saisirez l'occasion d'enseigner que l'abus des lavements entraîne l'inertie du rectum, la constipation opiniâtre, les hémorrhoïdes, les fissures et la fistule à l'anus. Si les clystères n'avaient d'autre inconvénient que celui d'une opération désagréable et tellement burlesque que celui qui s'y livre rirait de lui-même s'il se voyait dans une glace, on pourrait tolérer cette mesure de propreté qui est fort sale, à telle enseigne que ses partisans ont inventé cette expression : prendre un *remède;* expression aussi impropre que la chose elle même. Belles dames, à qui tous les moyens sourient du moment qu'ils promettent de vous conserver la fraîcheur et le teint, quoi que vous disiez, un lavement non légalisé par la Faculté sera toujours destiné uniquement à un lavage, et nous continuerons de l'appeler un lavement :

Un chat est un chat. . . . .

Parmi les prétextes à l'aide desquels on tente de résister aux ordonnances du médecin figure en première ligne la crainte d'affaiblir le malade. Préparez-vous à répéter tous les jours que vos breuvages affaiblissent non le malade, mais la maladie, argument auquel on voudra bien quelquefois se soumettre. Mais il y a des esprits réfractaires qui ne peuvent comprendre que le corps malade n'est plus sous l'empire des mêmes besoins ; que la maladie le prépare et l'organise en quelque sorte pour la diète ; que la convalescence prêtera aux organes une faculté d'assimilation si énergique, que des personnes décharnées et affaissées reprendront des forces et de l'embonpoint

avec des aliments légers distribués parcimonieusement,
c'est-à-dire avec un régime qui ferait rapidement
maigrir, étant imposé en pleine santé.

· Le médecin a aussi à combattre des répulsions fac-
tices. Si vous saignez un campagnard, il trouvera
toujours que vous ne tirez pas assez de sang. Si vous
ordonnez à sa femme une application de sangsues, il
vous objectera qu'elle est fatiguée et faible. N'en dou-
tez pas, cet homme veut s'éviter l'ennui de l'opération
et des cataplasmes consécutifs.

Plus communément vous verrez, chose légitime du
reste, une mère redouter pour son enfant les piqûres
des sangsues. Traitez avec égard cette alarme mater-
nelle, jamais elle ne résiste au sentiment de la nécessité.
Il faut épargner aux enfants l'aspect des sangsues,
dont la vue impressionne désagréablement même des
personnes raisonnables. L'enfant le plus craintif souf-
frira qu'on lui applique une pomme destinée à *faire
sortir le mal,* et au plus fort de l'action il se contentera de pleurer, sans essayer d'empêcher le mal de
sortir. La plus grande douleur est dans l'imagination.
Une petite fille très-indocile, que je traitais pour une
pneumonie, se laissa faire trois applications de sangsues.
On les avait mises dans une pomme, et lorsqu'elles
furent gorgées, chaque fois qu'il s'en détachait une,
la petite malade disait qu'elle avait senti tomber un
morceau de la pomme.

Si vous avez, à l'exemple de Sydenham, la prétention de guérir tous vos malades avec de l'opium, de
l'émétique et du quinquina, vous serez encore forcé

d'administrer sous une forme très-variée ces trois agents principaux de la matière médicale. Prescrivez du quinquina en pilules, vous entendrez dire : Monsieur, j'ai déjà pris des pilules ; elles ne m'ont rien fait. Il faudra donc vous rejeter sur la forme liquide, ou donner le médicament en poudre ou associé à un électuaire, ou enfin entreprendre une nouvelle croisade contre l'erreur, et redire une fois de plus que l'étude de la médecine ne consiste rien moins qn'à apprendre le nom des maladies et des remèdes. Lors même que vous aurez vaincu la résistance, et quelque sincère que vous semble la conversion de vos opposants, ne laissez pas que de surveiller l'exécution de leurs promesses, tant leur intention est fugace et facile à ébranler. Comme disait Byron, l'enfer est pavé de bonnes intentions.

Le médecin a raison d'exiger qu'on exécute ses ordres ; et le malade, en s'y conformant, lui rend un vrai service, en ce sens que la guérison, qu'on peut espérer au prix de cette docilité, doit faire honneur au traitement. Chaque médecin rencontre dans sa clientèle une grande variété de caractères obéissants et d'esprits mobiles. Rien de plus tracassant que certaines mijaurées toujours en alarme, que le docteur ne réussit jamais à visiter assez exactement et assez promptement, et qui, bien que réclamant l'intervention immédiate d'une médecine active, rejettent capricieusement les formules, sous mille prétextes ingénieusement trouvés mais ridicules. Ces petites maîtresses, toujours en compte avec le pharmacien, ont des relations intimes

avec les drogues de son officine, au point qu'elles pos-
sèdent le plus souvent une petite pharmacie composée
des substances qui ont eu l'honneur de figurer dans
leurs nombreux épisodes morbides. Elles ont également beaucoup disserté avec avec tous les docteurs
qu'elles ont successivement requis durant leur fragile
existence. Par conséquent, elles ont des *connaissances*
en médecine. Il faudra donc entrer en consultation
avec elles, et en somme votre visite aura pour effet de
légaliser un traitement concerté avant votre arrivée,
et de flatter ainsi l'amour-propre de vos délicates
clientes.

Les gens du monde sont présomptueux et souvent
se montrent assez téméraires pour contester nos observations; mieux que le médecin, ils prétendent juger
de l'état de la langue, de la gorge, etc. Pourvu que la
langue d'un typhique ait un aspect rosé, fût-elle sè-
che comme du parchemin, on vous soutiendra qu'elle
est bonne. Si quelques jours de diète ont accumulé sur
elle des débris muqueux, on vous trouvera bien impru-
de prescrire du bouillon, en présence d'une langue
aussi chargée ; avant la visite, le malade a été palpé,
examiné et retourné dans tous les sens par les siens ;
ils ont eu la curiosité de regarder dans le fond de sa
gorge, et ils vous déclarent péremptoirement qu'elle
est irritée. Sur leur demande vous y jetez un coup
d'œil et vous n'y trouverez rien que de normal, mais
vous avez soin de leur apprendre que la teinte blan-
châtre du palais contraste avec la rougeur de la muqueuse pharyngienne. Il y a là une cause fréquente

d'erreur : et de même, en palpant le ventre d'un enfant, surtout si la main est froide, on détermine une contraction instinctive des muscles de l'abdomen, et cette région paraît dure au toucher. Autre occasion d'erreur dont les médecins ne se méfient pas toujours.

Dans le cours d'une maladie grave, lorsque, par le fait d'une heureuse crise, les vésicatoires et les excoriations du bassin commenceront à suppurer, on vous croira bien volontiers quand vous direz que cette exsudation spontanée est de bon augure : tellement le vulgaire est persuadé que toutes les humeurs qui sortent doivent amener la guérison ; vous n'aurez pas besoin d'expliquer comment cette suppuration est un effet, un symptôme, et non pas une cause de réaction. Le malade sera surpris que son corps ait pu contenir autant d'humeurs ; il affirmera qu'elles y étaient depuis longtemps. C'est peut-être ici l'occasion d'intercaler une petite remarque pratique. à savoir, que rien ne réussit comme les cataplasmes pour ranimer un vésicatoire qui se dessèche. Je ne puis m'empêcher d'en ajouter une plus importante, c'est que pour tarir la sécrétion du lait chez une nourrice, aucun moyen n'égale un grand vésicatoire suppurant sur un point quelconque du corps. Je me garderai bien d'ajouter aux discussions trop nombreuses dont cet exutoire a été l'objet; mais c'est un devoir pour le praticien de dévoiler ses convictions. Je considère le vésicatoire suppurant comme un moyen général très-actif, susceptible d'effets très-heureux sur les tempéraments riches, et capable de ruiner les organisations pauvres. Je constate avec regret l'incroyable abus qu'on en fait dans le peuple, abus auquel se prêtent tant de médecins, par tolérance ou par simplicité. En supprimant un vésicatoire, j'ai rétabli un enfant malingre âgé de 18 mois, et qui depuis l'âge de six semaines portait un vésicatoire au bras, par ordre du médecin. Ce nauséabond et incommode émonctoire devait fonctionner encore pendant six mois, aux termes de la prescription. J'ai détruit une bronchorrée intense et rebelle en faisant sécher deux vastes vésicatoires qui couvraient le dos. L'énorme déperdition qu'ils produisaient avait été le principe d'une profonde hydroémie avec mouvement fébrile continu, excellentes conditions pour l'invasion de la fièvre hectique. «Autre chose est l'inflammation, autre chose les phénomènes inflammatoires ou suite de l'inflammation; un observateur intelligent saura seul saisir à point *l'indication vitale* des anciens, et cesser la médication antiphlogistique là où n'existe plus la phlogose : *Qui sufficit ad morbum cognoscendum, sufficit quoque ad curandum* (1). »

Je n'ai jamais vu que des cautères ou des vésicatoires suppurants aient influé sur la marche de la phthisie pulmonaire. Dans le cours de cette désespérante maladie, j'applique des vésicatoires volants sur les point où se développe une irritation manifeste due généralement à la fonte des tubercules. Cette décomposition se fait rarement sans qu'il y ait une irritation sensible du parenchyme pulmonaire et quelquefois de

(1) Schneider, 1849.

la plèvre. C'est dans ces cas seulement que j'ai constaté, et de la manière la plus positive, l'heureuse influence des révulsifs, et notamment des vésicatoires volants.

Le médecin qui exerce à la campagne n'a pas toujours le choix des moyens ; mais il est juste de dire que ceux qui ne conviendraient pas à l'habitant des villes réussissent mieux parmi la population rurale. Ainsi le vin blanc, qui est généralement moins avantageux que le vin rouge, est souvent le seul que le malade puisse se procurer. Le paysan boit le vin de son crû, avant même qu'il soit éclairci ; et quand sa femme convalescente se décide, sur l'avis du docteur, à se permettre un verre de vin, on ne lui persuade pas facilement de faire venir de la ville une bouteille de vin cacheté. En réalité, la chose n'a pas d'importance ; du vin naturel, quelle qu'en soit la couleur, aura toujours une heureuse influence sur un organisme débilité, surtout si l'estomac n'est pas habitué à cette nature d'excitation. Remarquons, en effet, que la plupart des substances alimentaires ou condimenteuses peuvent rendre des services à la thérapeutique quand le malade n'en a pas contracté l'habitude. Cette réflexion s'applique très particulièrement aux personnes atteintes de gastralgie. Cette maladie protéiforme, qui simule parfois la gastrite la plus violente, prend aussi pour enseigne une profonde atonie digestive. Ici, l'usage interne de la moutarde de table, les aliments fortement épicés donnent de bons résultats ; là, des substances lénitives comme le lait, l'eau des fleurs d'oranger, pourront calmer l'éréthisme nerveux. Encore faut-il faire la part du caprice dans une maladie aussi bizarre. Je n'en fais mention que parce qu'elle forme, avec les rhumes et la grande série des petits accidents externes, le canevas de la clientèle.

En somme, on peut faire beaucoup de médecine sans pharmacie. Il faut prescrire souvent pour asseoir la confiance du malade ; mais il n'est pas indispensable que les substances employées sortent de l'officine. C'est même un fait constant, que les praticiens sont d'autant plus sobres de médicaments, qu'ils ont exercé plus longtemps. Vous reconnaîtrez effectivement qu'il y a trois sortes de maladies : celles où une médecine active est utile ; celles où elle est inutile ; celles enfin où elle serait nuisible. D'où il suit que l'on doit, suivant les cas, employer des moyens énergiques, recourir aux palliatifs ou simplement temporiser. Quand on songe à l'énorme part que prend la nature dans presque toutes les guérisons, on reconnaît que la médecine palliative est l'arme principale des médecins et la source de ses principaux succès.

Presque toujours c'est la douleur qui détermine un malade à demander du secours. On capitule avec les longueurs d'une maladie, on ne s'en alarme guère, tant qu'elle ne fait pas souffrir. Mais quand surviennent les rongeries, les rages, les élancements, on veut de suite un membre de la Faculté : le premier qu'on découvre a la préférence. — Ah ! docteur, la moitié de ma fortune pour dormir ! — J'ai vu des malades avaler avec une avidité brutale la potion laudanisée qui devait les faire dormir.

La médecine palliative fournit au médecin d'agréables émotions; il ne faut négliger aucune occasion d'y recourir. Outre qu'elle tombe naturellement dans le sentiment de l'humanité, elle simplifie les éléments de la maladie. On peut dire à bon droit que l'opium et le chloroforme sont les principaux agents de la matière médicale.

L'opium est, suivant moi, l'objet d'une calomnie surannée. On a répété à l'envi, et beaucoup de médecins pensent encore que l'opium assoupit en congestionnant le cerveau. Je me suis administré souvent l'extrait d'opium à la dose de 5 à 10 centigr., sans remarquer aucun phénomène congestif vers la tête. Je l'ai employé, nonobstant des symptômes de congestion cérébrale, chez beaucoup de malades, et avec succès ; je l'ai vu calmer les douleurs cérébro-spinales si atroces de la méningite. Que si les cadavres de sujets empoisonnés par l'opium offraient un certain engouement du cerveau et des méninges, il ne faut voir là que le fait d'une agonie asphyxique, une congestion passive que l'on retrouve avec les mêmes caractères anatomiques dans les empoisonnements par le datura, la belladone, etc. Enfin, j'ai tenté sans résultat, dans diverses autopsies, de découvrir l'engorgement cérébral qu'aurait pu produire l'opium dont les malades avaient fait usage. La pesanteur de tête qui suit son administration s'explique sans l'intervention d'une compression mécanique; elle dépend de la dépression générale et correspond assez exactement à ce qu'on éprouve à l'approche d'une syncope, ou dans le cours d'une abstinence prolongée, ou encore après une saignée surabondante. L'opium abaisse le rhythme de la vie par la même modification occulte que la strychnine l'élève, mais en vertu d'une action directe sur le système nerveux. Employé topiquement, il engourdit les parties qu'il touche, sans que le cerveau participe de son action, à moins que l'absorption soit trop énergique.

J'ai connu un médecin qui soumettait invariablement tous ses malades à l'usage interne de la morphine. La reconnaissance publique lui avait décerné un sobriquet de circonstance : le *père Morphine* administrait son remède favori même dans les maladies les plus indolores. Il est prudent, comme vous voyez, de ne pas s'attacher à une constante formule; il est même sage, quand on est forcé d'insister longtemps sur l'usage du même médicament, d'en varier la couleur.

La morphine employée par la méthode endermique m'a donné des résultats si avantageux, que j'en aurais fait l'objet d'une publication spéciale, si je ne trouvais ici même l'occasion de payer un juste tribut à cette méthode qui me semble avoir été insuffisamment explorée jusqu'à ce jour. On l'a peut-être éprouvée avec trop de circonspection, et je n'hésite pas à attribuer à mon procédé, que je vais décrire, les succès surprenants que j'ai obtenus.

Je dissous un décigramme d'acétate ou de chlorhydrate de morphine dans un filet de vinaigre, et avec la lancette chargée de cette solution, je pratique des piqûres *par centaines*. La plupart du temps la douleur est calmée sur-le-champ, sinon supprimée. Cet effet est plus ou moins durable, quelquefois cependant il est définitif. Si les douleurs reparaissent, ce qui a lieu au bout de plusieurs heures, ou même après un ou plusieurs jours, de nouvelles inoculations en font justice.

Voici l'esquisse rapide de quelques observations remarquables :

Le docteur C.... vient me trouver, de guerre las, en me demandant de le débarrasser d'une névralgie cervico-brachiale. Je pratique des inoculations sur l'épaule et le col, et, *à l'instant même*, M. C.... constate avec étonnement une sensation amère sur la langue, et, chose essentielle, la disparition des douleurs comme la facilité des mouvements.

M. S...., pharmacien, avait été atteint, deux années auparavant, d'une sciatique intense qui l'avait alité pendant quinze jours, sans pouvoir remuer la jambe. La douleur et la gêne des mouvements avaient été alors en décroissant ; mais ce n'est qu'au bout de deux mois et demi de traitement que les choses étaient revenues à l'état normal. M. S.... conservait un pénible souvenir de ces antécédents, lorsqu'il se vit en proie aux mêmes symptômes. Il était immobile sur son lit ; la seule idée de se mouvoir, disait-il, exaspérait ses douleurs. J'eus à peine couvert la cuisse de piqûres, que le malade se leva et marcha sans autre sensation qu'un peu de courbature. « Le vrai peut quelquefois n'être pas vraisemblable » ; cependant il m'est impossible de retrancher ou de modifier un seul mot de cette observation.

Mademoiselle T.... me fesait souvent appeler, en toute hâte et à toute heure. Elle pleurait à chaudes larmes; elle se frappait le visage, sous l'empire des *fulgura doloris* de la cinquième paire. Les inoculations éteignaient le mal sur place ; chaque point piqué devenait immédiatement insensible; la névralgie fuyait sous le trajet de la lancette. Chose digne de remarque ! ici comme dans de nombreux cas, lorsque les foyers de douleur étaient dissipés, la malade ressentait une légère souffrance dans des points intermédiaires ou éloignés, souffrance qui avait passé inaperçue, en raison de l'axiome : *duobus doloribus.....* Je détruisais cela comme le reste, et il n'était plus question de rien pendant des semaines.

M. V..... éprouvait huit ou dix fois dans l'année une migraine abrutissante qui le forçait à rester plusieurs jours debout, immobile et comme hébété. L'application de la morphine lui permit immédiatement de marcher et de se coucher; la douleur devint très minime et dura moitié moins qu'à l'ordinaire. Les accès se raréfièrent en raison de la fréquence des inoculations, et que Madame V..... finit par pratiquer elle-même.

Mademoiselle C.... — Névralgie de la cinquième paire et gastralgie concomitante, durant depuis deux jours. Accès enrayé par les inoculations, tant du côté de l'estomac que de la tête.

M. K...., atteint de pneumonie, ressentait depuis

vingt-quatre heures un point de côté, qui paraly ait les mouvements respiratoires. Une seule application de morphine en fit justice. J'ai depuis échoué dans des cas semblables.

Par ce procédé, je me débarrasse moi-même d'une névralgie sus-orbitaire assez fréquente. Il serait superflu de citer une foule d'observations de névralgies diverses que j'ai traitées avec plus ou moins de succès. Je me contenterai d'exposer brièvement quelques remarques pratiques sur la méthode endermique telle que je l'emploie.

Les chances de succès sont plus grandes chez les personnes à peau fine ;. chez elles, aucune piqûre n'avorte ; en un clin-d'œil, la surface cutanée est rougie comme par un sinapisme.

Sur les peaux épaisses s'obtiennent les demi-succès. Indépendamment de ce qu'elles nécessitent des piqûres plus profondes, elles semblent réellement absorber moins.

Il faut généralement que la lancette déborde le champ de la douleur. Souvent apparaissent, après un moment de calme et de bien-être absolu, des irradiations périphériques restées jusque là dans l'ombre, et réclamant à leur tour le bénéfice de l'opération.

Dans les gastralgies, les malades déclarent souvent que les inoculations ont détruit la douleur superficielle, que *le mal s'est retiré au fond*. Dans ces cas, l'opération sert encore à dévoiler, au delà de l'élément nerveux dissipé un certain état congestif de l'estomac.

C'est alors qu'une petite application de sangsues produit le meilleur effet.

De toutes les névralgies, celle du trifacial paraît céder le plus facilement. La migraine est la plus rebelle ; la plupart du temps les inoculations ne font que la calmer superficiellement, et rarement le soulagement produit à la surface répond sympathiquement jusqu'au centre.

Si les inoculations ne calment pas de suite, il y a peu de chance pour qu'elles agissent ultérieurement, et, dans tous les cas, cet effet sera minime.

L'action essentiellement locale des inoculations permet de poursuivre la douleur jusque sur les points les plus éloignés, les plus rétrécis, les plus irréguliers, en un mot, les moins accessibles aux vésicatoires destinés à être saupoudrés de morphine.

La vertu du remède, loin de s'épuiser par des applications successives, tend au contraire à s'accroître, au point qu'en luttant avec persévérance, on peut de plus en plus espacer les accès, et finalement en détruire l'habitude.

Enfin, les inoculations agissent d'autant mieux que la névralgie est plus récente, et que l'accès est au début.

Le chloroforme, précieuse conquête de la médecine contemporaine et digne émule de l'opium, rend si douce la pratique de la médecine et de la chirurgie qu'on peut s'estimer heureux d'exercer postérieurement à une aussi brillante découverte. En chloroformant au quart, au huitième, le médecin peut sans danger mitiger d'horribles douleurs ; la simple inspiration des vapeurs anesthésiques suffit souvent pour amortir la sensibilité. J'éprouvais un jour des douleurs intolérables dans l'oreille, par suite d'une otite aiguë. Tout le temps que je respirais du chloroforme, je n'éprouvais plus d'autre sensation que celle des battements artériels dans la partie malade ; pour mieux dire, je les sentais moins que je les entendais, et après un quart d'heure de cette expérience, la douleur avait disparu et la nuit fut bonne.

C'est principalement à la chirurgie des campagnes que le chloroforme rend d'importants services. En éteignant la sensibilité physique du patient, il raffermit le moral de l'opérateur. Ceci est surtout vrai pour les luxations. En effet, le paysan a la bonhomie d'attendre un ou plusieurs jours pour savoir si son *enflure* doit se résoudre naturellement ; et bien qu'à l'état normal il soit aussi insensible qu'un mollusque, lorsqu'il se décide à venir consulter le médecin, la tuméfaction est telle, que le plus léger contact lui arrache des cris. Au lieu d'appeler comme jadis les forts du village pour faire hurler ce malheureux, vous trouverez simple et commode de le placer sous l'influence du chloroforme et de réduire aisément et sans aide. Dès que la période d'agitation musculaire se dessine, la réduction est déjà facile parceque les mouvements échappent à la volonté et ne constituent qu'une résistance aveugle. Il est prudent de réduire le plus tôt possible, sans aller jusqu'à la résolution complète, dont l'aspect n'est pas très rassurant.

Quand je suis forcé d'amputer un membre sans le secours de l'anesthésie, au dessus du point d'élection, je fais une ligature au moyen d'une bande solide dans laquelle passe une cheville en bois destinée à tourner jusqu'au degré d'une forte constriction du membre. De la sorte, les artères et les nerfs sont solidement comprimés, la douleur de l'opération est beaucoup amoindrie, l'écoulement du sang insignifiant et les ligatures d'artères beaucoup plus faciles. Je recommande ce procédé avec d'autant plus de raison que dans la chirurgie des campagnes les aides font quelquefois défaut, tandis que des entraves de toute nature surgissent devant l'opérateur. Il a à lutter à la fois contre les défaillances des parents, l'importune curiosité des voisins et l'agitation du patient. Quoi de plus désobligeant, par exemple, que la trachéotomie? Un malheureux enfant qui étouffait déjà s'émeut à l'aspect d'une main armée, et fait de livides efforts pour échapper à votre douloureux et indispensable contact. Le sang coule ; les laborieuses tentatives du malade pour respirer et le dégager noient la lame du bistouri dans une pluie de sang aussi vite reproduite qu'étanchée. Autant d'incisions, autant d'hémorrhagies, et ce n'est qu'après une infinité de débridements partiels et successifs que vous avez enfin la trachée sous les yeux. Ici encore, une phase désagréable : en divisant les cerceaux, quelques gouttes de sang tombent dans le tube respiratoire et déterminent un accès de suffocation avec expuition de mucosités sanguinolentes et accompagnée d'un bruit rauque qui blesse l'oreille ;

vous voila enfin au terme de cette pénible épreuve que votre conscience a proposée comme suprême ressource. On ne l'a acceptée qu'avec répugnance, et on a voulu vous faire promettre qu'elle sauverait l'enfant. Bien heureux déjà qu'il n'ait pas expiré dans vos bras, vous attendez avec angoisse le résultat. Il est pénible de le dire, le résultat est généralement la mort dans les vingt-quatre heures, par la raison qu'avant de se décider à l'opération, on a voulu attendre encore, et qu'en attendant trop, on a préparé l'asphyxie progressive, l'extinction de la force nerveuse.

Après vous être stimulé vous-même pour entreprendre une besogne pénible ; après avoir combattu l'indécision des parents et la rancunière opposition des voisins ; enfin, après que vous aurez surmonté l'émotion et les difficultés de l'opération, les personnes les plus indulgentes vous reprocheront d'avoir imposé au malade une souffrance inutile, et les mauvaises langues publieront que vous avez tué l'enfant. Hélas ! on ne tue pas les malades, dans l'acception littérale du mot ; on les tue en les laissant mourir.

Ingrate sous tant de rapports, la chirurgie des campagnes donne néanmoins, au point de vue de l'art, de franches satisfactions. Ainsi, la plupart des amputations aboutissent heureusement, et les blessures de toutes sortes guérissent avec un bonheur à peu près constant. La chair du campagnard recèle une merveilleuse force de cicatrisation ; les annales de la science en font foi, et le *Journal de médecine et de chirurgie* pratiques en a recueilli des exemples curieux.

Entre autres, un échalas, faisant fer de lance, entre par le dos, traverse l'abdomen et pénètre dans la cuisse; cependant, le malade guérit sans aucune espèce d'accident. Un coup de corne de vache ouvre l'abdomen, l'estomac et le colon s'échappent par la plaie, et la réduction de ces viscères est suivie d'une prompte guérison. Un crochet de bois pointu recourbé en forme d'hameçon accroche une petite fille dans une chute, il pénètre dans le vagin, le déchire ainsi que le péritoine, et arrive dans l'abdomen à une grande profondeur. On extrait, et la malade guérit.

D'après des faits semblables, qui sont du domaine de la médecine rurale, faut-il s'étonner que dans les campagnes on voie si rarement la pourriture d'hôpital, les vésicatoires ecchymotiques, l'infection purulente et le tétanos ? La phlébite elle-même y est très rare, malgré l'inhabileté des sages-femmes et la malpropreté trop commune de leurs instruments. Ces dames piquent généralement la veine à plusieurs reprises, avec une lancette oxidée et très médiocrement acérée. Éloignées pour la plupart d'une ville qui recèle un ouvrier capable de repasser convenablement des lancettes, elles confient cette opération délicate à un coutelier inexpert. Les veines du paysan subissent impunément cette action combinée de mains inhabiles et de mauvais instruments. Il n'en est pas de même des artères; vous verrez de temps à autre un anévrisme né sous la responsabilité de Lucine. Un médecin qui avait saigné la médiane basilique fut effrayé de voir un jet saccadé; oubliant que les battements de l'artère humérale soulevaient la veine sus-jacente, il perdit la tête au point d'appeler précipitamment un confrère. Ayant ouvert la même veine chez un sujet éminemment pléthorique, je fus également surpris de voir un écoulement saccadé de sang vermeil. Néanmoins, j'avais la conscience d'avoir opéré prudemment ; j'attendis le résultat de pied ferme et il fut rassurant. Ayant eu l'occasion, quelque temps auparavant, de faire une ligature de l'humérale, au niveau de la saignée, j'avais constaté qu'on ne parvient à ce vaisseau qu'après une dissection laborieuse. Encore bien que les battements soient superficiels, le vaisseau est protégé suffisamment, et une main légère peut l'éviter avec facilité.

Il est fâcheux que le campagnard profite si rarement de sa faculté de cicatrisation pour demander au bistouri la guérison de toutes les excroissances qu'il s'obstine à porter stoïquement. S'il a une maladie de nature équivoque, si surtout elle est apparente, comme une dartre au visage, un ulcère, un écoulement, il consultera sans relâche les médecins l'un après l'autre, pour se débarrasser d'un mal qui pourrait faire croire qu'il a un *mauvais sang*. Mais il n'y a pas de lipome, de kyste ou d'athérome si volumineux qui puisse le décider à une opération. Vous lui assurez, d'accord avec les médecins dont il a déjà pris l'avis, que l'instrument tranchant pourra seul le guérir ; néanmoins, il réclame une pommade à titre d'essai, promettant de se faire opérer *quand la graisse sera usée*. Une fois convaincu de l'inefficacité du topique, il s'adresse à un confrère, dans l'espoir d'obtenir une composition plus active. J'en ai vu qui continuaient ce manége des années entières, sans se décider à une opération dont chacun avait reconnu l'utilité et en même temps l'innocuité. Je suis un jour parvenu, après plusieurs mois d'exhortation, à obtenir la permission de ponctionner une énorme hydrocèle, sous condition et garantie *qu'une seule* injection suffirait pour la guérison *radicale*. L'événement eut la bonté de ne pas me démentir.

Tandis que le prolétaire se refuse à l'opération, dans la crainte d'une forte dépense et dans l'espoir que sa maladie voudra bien rester stationnaire, le riche, en général moins sujet à des affections chirurgicales, ne manque pas de nous dérober l'occasion si rare d'opérer fructueusement. Il fera quinze lieues et même plus pour aller confier à une *notoriété chirurgicale* l'extraction d'une loupe grosse comme une aveline, et peut-être au lendemain de son retour il appellera en toute hâte un médecin de sa localité pour tenter de réduire sa hernie, et, au besoin, de l'opérer (*sic*). Ceci prouve qu'il y a dans les affaires de l'homme beaucoup plus de vanité que de sage prévoyance.

En dehors des hôpitaux et des grands centres de population, les médecins ont rarement occasion de faire de la grande chirurgie. C'est pourquoi il est prudent de ne se livrer à la médecine opératoire qu'avec réserve. Un médecin serait coupable de ne pas chercher à acquérir le maniement des opérations urgentes ; mais ce ne serait pas moins le fait d'un ridicule amour-propre, que de prétendre ne reculer devant aucun cas.

Les opérations pour lesquelles nous devons toujours être prêts sont les suivantes : ouverture d'abcès, ligatures d'artères, réduction des luxations et des fractures, amputations dans la continuité et dans la conguité, bec de lièvre, cancer de la lèvre, cancer du sein, cathétérisme de l'œsophage, paracentèse de l'abdomen, des kystes de l'ovaire, de l'hydrocèle ; cathétérisme et ponction de la vessie; hernie étranglée ; incision et excision des hémorrhoïdes : excision du prépuce, paraphimosis, extraction des corps étrangers; trachéotomie.

Il y a une série d'opérations intermédiaires qu'à la rigueur nous pouvons ne pas faire, et que cependant nous ne saurions toujours refuser sans mauvaise grâce; par exemple : ponction, injection et extraction des kystes; ablation des tumeurs; correction des cicatrices vicieuses, pied bot, fistule à l'anus, etc.

Enfin, il y a des opérations qu'il est bon de ne pas entreprendre, soit parce qu'elles exigent une grande habitude, soit parce que la guérison dépend moins de l'habileté de l'opérateur que des soins consécutifs. Telles sont la section des nerfs, les opérations de la fistule lacrymale, du strabisme, de la cataracte, et en général celles qui se pratiquent sur l'œil ou dans la bouche ; le varicocèle, l'amputation de la verge, la lithotomie et la lithotritie; enfin presque toutes les opérations qu'on pratique pour les maladies des organes génitaux de la femme.

On ne daignera pas souvent vous confier des opérations de cette nature, et je vous engage à faire sagement l'économie des instruments qu'elles nécessitent. Vous n'aurez rigoureusement besoin que des instruments suivants, indépendamment de ceux que contient la trousse classique : 1° une boite à amputation ; 2° un forceps et un céphalotribe ; 3° une sonde œsophagienne ; 4° un spéculum ; 5° un troquart et un troquart explorateur ; 6° une double canule pour la trachéotomie ; 7° des épingles à suture et des serre-fines.

Vous pourriez ajouter une provision de bandes ; mais je vous avertis que vous auriez plus de facilité à les placer qu'à les reprendre. J'ai perdu dans une année trois douzaines de bandes bien confectionnées. On se fatigue de les réclamer, et on finit par les perdre de vue. Je vous conseille donc de les fabriquer sur place, si vous avez le temps ; sinon, recommandez bien qu'on les prépare exactement d'après les dimensions indiquées ; mais quoi que vous disiez, je vous en préviens, on les fera toujours beaucoup plus larges et beaucoup moins longues que vous les aurez demandées.

Les serres-fines confiées aux malades subissent le même sort que les bandes ; elles finissent par disparaître l'une après l'autre sans que leur propriétaire se rappelle à qui il faudrait les réclamer. Il est vrai qu'avec beaucoup d'ordre on ne devrait pas les égarer. Mais il y a tant de secousses et de tiraillements dans l'exercice journalier de la médecine ; il y a dans nos occupations tant d'imprévu, je dirais tant de désordre, qu'il est difficile que nous ayons de l'ordre jusque dans les petites choses. S'il se trouve quelque part un médecin ayant assez de tête pour ne faire aucune omission lorsqu'il inscrit ses visites sur son carnet, ou pour ne pas oublier quelquefois les moins pressés, c'est-à-dire les moins pressants de ses malades, je le prie d'agréer ici l'hommage de ma sincère admiration.

Parmi les instruments si peu nombreux que j'ai cités comme vous étant indispensables, le troquart explorateur mérite une mention spéciale. Je ne saurais assez me louer des services qu'il m'a rendus dans le diagnostic des affections chirurgicales. Un jour je disséquai péniblement une vaste tumeur assise sur la partie latérale du larynx, et quand cette tumeur, que mes confrères et moi nous avions crue de nature fibreuse, fut mise à nu, une éraillure qu'y fit le bistouri en laissa jaillir un liquide séro-sanguinolent. C'était un kyste; il se reproduisit, et les injections iodées le firent disparaître. Si j'avais exploré la tumeur, l'erreur de diagnostic n'eût pas été commise.

Le troquart explorateur est d'un usage sûr; on peut l'employer en toute assurance et dans tous les cas. Je m'en suis servi pour confirmer le diagnostic incertain d'un anévrisme du poignet. Il m'a servi dans une autre occasion, pour prouver à un médecin militaire qu'une tumeur, qu'il prenait pour un anévrisme de l'artère poplitée, n'était qu'un kyste.

Le médecin est souvent obligé de faire de la chirurgie ministrante, en l'absence de sages-femmes ou d'aides intelligents. Toutefois pour exercer commodément, pour gagner du temps et peut-être de la considération, il est bon d'éviter autant que possible l'application des sangsues et le pansement des vésicatoires. La saignée elle-même fait perdre beaucoup de temps, en raison des accessoires qu'il faut préparer et dont les matériaux ne nous sont pas toujours lestement fournis. Mais que ne pouvons-nous éluder l'extraction des dents, besogne essentiellement odieuse ! Vous avez tout disposé pour cette opération ; vous êtes pressé d'agir parce que des malades vous attendent ; et le plus souvent d'interminables tergiversations vous retiennent, la clef de Garengeot à la main, en présence d'une personne qui dans une minute dit vingt fois oui et non : situation désagréable, burlesque et indigne de la gravité professionnelle.

L'observation pathologique démontre que c'est ordinairement le symptôme douleur qui émeut les clients et les détermine à réclamer les secours de l'art. C'est surtout vrai pour les dents. Certains médecins, il faut l'avouer, inclinent invariablement à conseiller de conserver la dent qui fait souffrir et à la traiter médicalement. J'ai remarqué que l'immense majorité des dents dont on demande l'extraction sont mauvaises ; l'exception est rare. Du moment où une dent est cariée, je ne lui accorde plus aucune sympathie. N'a-t-on pas vu des mauvaises dents causer des accès épileptiformes pendant des années entières, des migraines et des névralgies avec dépérissement général, des abcès de la joue et du col, etc. etc.

Pour calmer les douleurs de dents chez les personnes qui hésitent à accepter l'opération, le chloroforme et l'éther chlorhydrique semblent réussir mieux que les autres substances. Il va sans dire que c'est d'ailleurs une ressource précaire et qu'il faut tôt ou tard en venir au *baume d'acier*.

Je n'ai jamais extrait qu'une dent avec le concours de l'anesthésie, cédant à la volonté formelle de la malade, à qui d'intolérables élancements ne pouvaient faire surmonter l'émotion involontaire qu'elle éprouvait à la vue des instruments. Hormis ce cas, j'ai toujours refusé de chloroformer pour l'extraction d'une dent; et je crois que c'est la conduite la plus sage.

Les rages de dents sont parfois assez violentes pour amener dans le cabinet du médecin la personne la plus naturellement pusillanime et irrésolue. Mais que de fois ai-je vu l'appareil du supplice ébranler assez le système nerveux pour obscurcir la douleur. Aussi combien de fois Jean s'en alla comme il était venu !

Les molaires m'ont toujours paru céder plus facilement en les accrochant de dedans en dehors, parcequ'elles sont inclinées dans le sens contraire, disposition qui permet au crochet de se fixer solidement et de ne pas glisser. La clef de Garengeot ébranle la dent, la fait sortir plus ou moins de l'alvéole; mais il faut presque toujours le davier pour compléter l'extraction, en détruisant les adhérences.

Parmi les dents détériorées que le médecin est appelé à extraire, il y a, au point de vue de l'art, de bonnes et de mauvaises dents. Il en est qui se laissent déraciner *cito, tuto et jucunde*; celles-là démontrent au vulgaire l'habileté pratique de l'opérateur. D'autres exigent le déploiement d'une certaine force musculaire ; on ne peut que les arracher laborieusement, au prix d'une douloureuse commotion, et quelquefois accompagnées d'un fragment d'alvéole. Ces dernières ne font pas honneur au dentiste.

Quoi qu'il en soit, pour extraire une dent il faut, suivant les auteurs, placer l'extrémité du crochet au dessous de la couronne. Ce précepte est bon toutes les fois que la dent est légèrement cariée et encore assez solide. Mais si la carie est considérable, si la dent est évidemment fragile ; il faut la saisir en pleine racine, le crochet appuyant sur les chairs. Cette circonstance, qui ne laisse pas que de préoccuper l'opéré, n'a aucune influence défavorable sur le résultat. Peu importe que la gencive soit plus ou moins déchirée ; cette insignifiante lésion est bientôt réparée. N'est-on pas obligé tous les jours de saisir directement les gencives pour l'extraction des chicots ? La couronne dentaire n'existant plus, il faut de toute nécessité appliquer le crochet et le panneton de l'instrument très bas sur l'alvéole.

Avec un sujet docile, l'extraction d'une dent se fait presque toujours assez facilement. Toutefois, la dernière molaire offre souvent de grandes difficultés, par l'impossibilité de loger le talon de la clef ou même le crochet entre la gencive et le maxillaire. Pour ce cas spécial, il faut un crochet recourbé.

Une dent étant extraite, le client se débarbouille à son aise dans le cabinet du médecin. Il remplit une cuvette, sinon deux, d'eau sanguinolente ; il éclabousse les lambris et macule le plancher. Sortez sur ses traces, et vous trouverez l'escalier et les corridors désagréablement émaillés de crachats rutilants. Les paysans évitent ordinairement de cracher dans la cuvette que vous leur présentez ; on a les plus grandes peines à les faire asseoir sur un fauteuil, et on ne parvient presque jamais à les faire marcher sur des paillassons.

Il y a peu de médecins qui entreprennent de plomber et de cautériser les dents ; encore moins de poser des rateliers. Ce sont des opérations dont le succès n'est rien moins qu'assuré ; les mauvaises dents sont des clientes tracassières auxquelles on finit toujours par appliquer un procédé radical. Le médecin peut sans regret renoncer à cette partie de la science qui est accessible au premier venu et ne fait aucune exigence de titres. Extrayez des dents si les circonstances l'exigent, mais abandonnez le reste de la *science du dentiste* aux médecins de passage, aux docteurs apocryphes.

La pratique des accouchements tient une place importante dans la médecine des campagnes.

Elle est d'ailleurs assez scabreuse pour le médecin, parce qu'on l'appelle presque toujours tardivement, après que la sage-femme a perdu un temps précieux, après que la totalité des eaux s'est écoulée depuis longtemps, c'est-à-dire dans une période où la matrice comprime le fœtus si énergiquement, qu'il faut déployer une force et une persistance inouïes pour arriver jusqu'aux pieds de l'enfant. Ceux-ci le plus sou-

vent sont inclinés vers l'ombilic maternel qui proémine au dessus du pubis. Vous faites des efforts opi-
niâtres pour y arriver ; vous voudriez, dans ce moment
difficile, pouvoir allonger vos doigts, ou posséder au
milieu de l'avant-bras une articulation mobile pour
triompher de l'incurvation du trajet. Pendant que,
ruisselant et découragé, vous donnez un instant de
répit à votre bras paralysé, permettez-moi de vous
transmettre un conseil dont j'ai souvent profité. Ren-
versez la position de la femme ; qu'elle se mette sur
ses coudes et ses genoux. Dès lors la saillie ombilicale
descend vers la poitrine, en s'écartant du pubis sur
lequel elle était en quelque sorte assise. Plongez la
main dans l'utérus, directement de haut en bas ; il y
a grande chance pour que vous rencontriez d'emblée
les pieds de l'enfant.

Après avoir dégagé les membres et le tronc, vous
remarquez que le cordon est enroulé autour du cou.
Hâtez-vous ! Le premier bras, que nous appellerons
périnéal, se laisse dégager rapidement ; le second, le
bras pubien, résiste, la vie de l'enfant est en danger..
Ici, pas de prudence exagérée ; un peu de brusquerie,
en cassant le bras de l'enfant, peut sauver ses jours.
Cette fracture se consolide en une semaine. Moyennant ce léger accident, j'ai eu le bonheur de faire vivre plusieurs enfants, entre autres une petite fille qui
arrivait septième, après six accouchem ents malheureux.

Lors même que l'asphyxie du nouveau-né paraît
consommée, il est sage de ne pas l'abandonner. En

frictionnant bien ce petit corps, en insufflant de l'air de bouche à bouche, il vous arrivera de surprendre, au bout de quelques minutes, une inspiration convulsive, bientôt suivie d'une deuxième, et d'assister finalement à une véritable résurrection.

Dans la pratique obstétricale, comme dans les autres branches de l'art de guérir, vous remarquerez l'incroyable force de résistance de certains sujets, aussi bien que l'inertie réactionnelle de plusieurs. On conçoit à peine comment des accouchements extrêmement longs et laborieux n'amènent à leur suite aucun symptôme inflammatoire. L'éclampsie est très rare à la campagne; les cas de cette maladie que j'ai observés se sont terminés heureusement. J'ai rencontré deux cas de rupture de l'utérus, un à la ville, l'autre à la campagne. Un confrère pratiquant depuis 25 ans, auquel je racontais un de ces faits, ne voulut pas y croire, disant qu'il n'en avait jamais vu. Comme il y a voir et voir, je défère l'observation au jugement de mes lecteurs, qui décideront la question de savoir si j'ai bien vu. Madame **T···**., éprouvait depuis deux jours quelques légères douleurs, et le travail n'avançait pas. Un médecin appelé dans le courant du second jour ne pratiqua point le toucher, et déclara, sur la foi des renseignements fournis par les sages-femmes, qu'il fallait attendre. Le troisième jour, à sept heures du matin, les eaux s'écoulèrent brusquement, au prix d'une douleur extrêmement vive. Il était dix heures quand on vint me demander. Je trouvai le pouls filiforme, à 130 ; le faciès hippocratique, la peau froide, le ventre mou et dépressible. La malade ne cessait de crier : « J'étouffe ». Je sentis distinctement la tète du fœtus montée jusque dans le creux épigastrique. Ayant introduit la main, je trouvai le col de l'utérus parfaitement dilaté, et le placenta décollé bouchant l'orifice utérin. En écartant le placenta, je rencontrai les fesses de l'enfant dans la fosse iliaque gauche, où mes doigts sentaient l'aponévrose iliaque, douce et lisse au toucher, d'une manière tellement nette, que je me demandai comment les parois de l'utérus avaient pu s'amincir à ce point.

Cependant, je fis la version avec la plus grande facilité; l'enfant était mort. C'est alors que je dis à une sage-femme présente : « Il y a là quelque chose d'anormal que je veux examiner ». L'issue du placenta se fit presque d'elle-même, et la malade continuait d'étouffer. Ayant passé la main au delà du vagin, je palpai une tumeur dans la fosse iliaque gauche. Cette tumeur, qui me donna d'abord l'idée d'une môle, examinée avec plus d'attention, m'offrit une surface convexe, lissé sillonnée, de ramifications vasculaires ayant le volume des veines du bras, et une surface concave située à l'opposite de la première, non lisse comme elle, quoique douce au toucher. Je cherchai à saisir les limites de cette espèce de calotte, et je découvris que vers la fosss iliaque gauche, elle n'était pas bornée et descendait jusqu'au col de l'utérus avec lequel elle se confondait, tandis que vers la fosse iliaque droite elle avait un bord inégal, frangé, épais de 2 millim. environ, augmentant graduellement d'épaisseur jusqu'au sommet de la tumeur, en forme de croissant, où elle atteignait à peu près 4 centim. d'épaisseur.

L'accident qui s'était produit était si inattendu, que c'est à ce moment seulement que je reconnus une rupture de l'utérus ! En dépassant la rupture, ma main arrivait au centre de la masse intestinale et du péritoine qui, mou et friable, se déchirait sous la moindre pression. L'accouchée avait une constitution scrofuleuse ; elle était âgée de 40 ans et n'avait plus eu d'enfants depuis huit années. J'annonçai à son mari la terrible gravité de l'accident, et au bout d'une demi-heure cette malheureuse expirait.

Ces détails ne manquent pas d'intérêt. Cependant je les aurais omis, et, je dois le dire, j'aurais généralement abrégé mes considérations pratiques, si elles n'étaient destinées aux novices du métier. Je n'aborde les questions purement scientifiques que dans le but d'éviter aux médecins débutants les écueils et les mécomptes de la carrière. Le récit précédent ne manque pas à cette loi d'Aristote qui veut que chaque drame ait sa moralité. Il apprend que quand un médecin est appelé par une sage-femme, il doit être incrédule comme Saint-Thomas, et *toucher* de ses propres mains.

Dans un accouchement laborieux, la mère et l'enfant sont en danger, et il est toujours pénible de ne pouvoir sauver l'un et l'autre. Mais quand on se croit assuré de la mort de l'enfant, le procédé de délivrance le plus prompt est le meilleur. C'est là que le céphalotribe trouve quelquefois une heureuse application. Tant que l'enfant vit, je cherche à concilier ses intérêts avec ceux de la mère, mais j'avoue que je suis toujours plus ému en faveur de celle-ci, dans une situation critique. Et comment pourrait-il en être différemment, quand on voit ce sentiment partagé par le mari et par toute la famille !

L'enfant ne court aucun danger tant que les membranes ne sont pas rompues; mais il est rare qu'on appelle le médecin avant que les eaux soient entièrement écoulées, dans une période où la version est si facile. Quand il arrive, l'utérus comprime énergiquement le corps de l'enfant; une main violacée fait issue hors de la vulve; et alors son ministère exige plus que de l'adresse, c'est-à-dire de la force physique. Aussi les jeunes médecins résistent difficilement à la tentation d'amputer ce bras qui semble constituer le véritable obstacle et qui au fond n'est pas si gênant qu'on pourrait le croire, attendu que la difficulté vient de plus loin, soit qu'elle tienne à la dilatation insuffisante du col, soit qu'elle dépende de la contraction convulsive du corps de l'utérus.

L'hémorrhagie pendant le commencement du travail est rare. Quand elle est assez abondante pour inquiéter, rompre les membranes et donner le seigle ergoté me paraît être le meilleur plan de conduite. Que l'hémorrhagie ait eu lieu avant ou après le travail la compression de l'aorte ventrale m'a toujours été d'un grand secours. Elle est fatigante, mais elle a le mérite rare d'être immédiatement efficace. Il y a des circonstances où quelque minutes de retard suffisent pour perdre la malade.

L'accoucheur qui débute doit se faire une règle de ne jamais abandonner le placenta dans la matrice. Voilà un précepte recommandé par tous les auteurs, et je me garderai bien de m'inscrire en opposition. Toutefois, les ouvrages d'obstétrique recommandent expressément de ne jamais exercer de tractions trop fortes sur le délivre. Ce conseil est l'heureux correctif du premier. En effet, le placenta conserve plus ou moins longtemps cette adhérence naturelle qui est le lien de communication vasculaire entre la mère et l'enfant. La suspension du courant circulatoire ne tarde pas à flétrir les vaisseaux intermédiaires qui constituaient l'adhérence, et dès lors le placenta se laisse aisément extraire. Mais cette adhérence persiste un temps fort variable suivant les sujets ; et tant qu'elle n'est pas détruite, on s'expose à dechirer le placenta en tirant sur le cordon. Au reste, dans bien des cas où la délivrance paraît impossible sur le moment, et même pendant des heures entières, elle a ensuite lieu spontanément. Il y a donc de sérieuses raisons pour ne pas se hâter de délivrer. Et, dans tous les cas, il vaut mieux laisser le placenta entier que de délivrer incomplétement. Quand il y a adhérence anormale, la portion enchâtonnée se décompose, elle suppure, et l'expulsion s'ensuit. J'ai vu ce phénomène se produire chez la même femme dans quatre accouchements successifs.

L'application du forceps est toujours une affaire grave ; il est bon d'en prévenir les parents de l'accouchée. Lorsque le forceps est bien appliqué et que de fortes tractions ne réussissent pas à amener le fœtus, il est inutile et dangereux de faire des efforts titaniques pour aboutir. Plutôt que de tirailler sans relâche, il faut laisser du répit à la femme, et se reposer soi même. Il peut survenir une modification spontanée dans les rapports de la tête et du bassin, modification légère peut-être, imperceptible même, à la faveur de laquelle on est surpris de réussir presque sans déployer de force, après avoir longtemps et péniblement échoué. Si, en fin de compte, on ne peut plus raisonnablement espérer une solution, il y a sûrement disproportion entre la tête et le bassin, et il faut recourir au céphalotribe.

Somme toute, l'exercice de l'art des accouchements réserve au médecin des émotions et de la fatigue, parce que les sages-femmes sont rarement assez sages pour convenir qu'elles ne suffisent plus. Il en est une que je rencontre journellement, et qui a failli un jour se briser l'occiput contre un bahut, en tombant à la renverse. Elle s'était attelée, elle quatrième, à son forceps, et il en était résulté une complète détroncation.

Il arrive assez souvent que, pressé d'agir, je persiste à confier l'accouchement aux efforts naturels, parce que la position est bonne, les douleurs suffisantes, et que le volume considérable de la tête est seul cause du retard. Cette logique inaction produit moins d'effet dans le public ; elle porte ombrage aux honoraires, mais elle est consciencieuse.

Le jeune médecin aborde en tremblant les premières clientes qu'il doit délivrer ; mais il ne tarde pas à reconnaître que, bien que souvent épineuse, la pratique obstétricale est beaucoup plus simple et plus facile dans l'exécution que dans les livres. Ce n'est que quand il perd cette défiance personnelle qu'il devient accoucheur.

Les accouchements malheureux sont plus rares dans la classe aisée, plus communs à la campagne, tant est grande l'influence des secours apportés avec promptitude et intelligence. Il faut dire, par compensation, que, si la délivrance d'une campagnarde prépare généralement au médecin un rude labeur, il est secondé par la résistance physique de l'accouchée et l'apathique sang-froid de son mari. Au contraire, le citadin qui va être père s'agite comme la mouche du coche ; il s'émeut sans raison, fatigue sa femme de mignardises, et accable le médecin d'observations superflues.

A moins d'habiter une ville populeuse, et de s'adonner exclusivement à la pratique des accouchements, il est impossible d'accepter la direction des accouchements naturels, c'est-à-dire de monter une garde de plusieurs heures, d'une journée entière, pour recevoir un enfant, et le remettre entre les mains d'une matrone qui doit le débarbouiller. Un médecin ne peut accepter ce rôle, si peu de malades qu'il ait à visiter. Au reste, je répète qu'on n'appelle généralement le médecin que quand il y a du danger. Ordinairement, la situation est extrême ; il faut agir sans délai, et, en moins d'une demi-heure, on peut voir l'homme de l'art regagner sa demeure après avoir terminé l'accouchement. C'est une des circonstances les plus propres à lui donner, ainsi qu'au public, le sentiment de l'efficacité de la médecine. A la suite de ces cas difficiles, l'opérateur doit revenir une ou deux fois s'assurer que tout se passe normalement.

En général, un enfant souffre si sa mère est malade pendant plusieurs jours, et les souffrances des enfants portent le médecin à se demander si l'allaitement doit être supprimé. La question se réduit à examiner si la maladie de la mère ne doit pas durer longtemps ; dans ce cas, l'allaitement artificiel et l'allaitement par une autre nourrice peuvent venir provisoirement en aide. Le sevrage est une opération délicate dont l'opportunité découle de circonstances fort variées. Tant qu'un enfant se porte bien, et que sa mère ne paraît pas fatiguée, il est inutile de le sevrer. Dans la plupart des cas où j'ai vu un enfant mal venir, j'ai conseillé le changement de nourrice, ou même l'allaitement artificiel.

Dans les cas où la santé de l'enfant ne s'améliorait pas, il m'est arrivé souvent de réussir avec un régime composé de potages, d'œufs, de jus de viande, etc. C'est ainsi que j'ai fait sevrer à 3, 4 et 5 mois des enfants qui étaient d'une mauvaise venue entre les mains des nourrices Loin de proposer en règle cette ligne de conduite, je la signale comme une exception dont-il faut savoir user à propos ; les succès que je lui dois prouvent une fois de plus qu'un médecin aurait tort d'agir systématiquement. Quoi qu'il en soit, le sevrage, quelquefois commandé dans l'intérêt de l'enfant, est dans bien des cas une mesure indispensable pour la nourrice, dont le teint blême, la flaccidité des chairs et l'accablement physique dénotent à première vue l'épuisement progressif. Rien de plus fréquent non-seulement à la ville, où les constitutions vicieuses abondent, mais encore à la campagne, où la femme cumule trop souvent les fatigues de l'allaitement et les travaux des champs.

On a, Dieu merci, assez déclamé contre ces mères dénaturées qui n'allaitent point leurs enfants. Soyons justes, et disons que, sauf de rares exceptions, les femmes n'ont pas de plus cher désir que celui d'allaiter leur progéniture. Nous médecins, nous sommes témoins des larmes de leur douleur, quand nous décidons que leur débile constitution s'oppose à l'allaitement maternel. Et si trop souvent elles consentent à confier leur enfant à un sein mercenaire, à qui la faute, si ce n'est au mari, qui prétend dormir loin des cris du mioche, ou qui craint d'altérer la beauté de sa femme dont il est fier ? On m'en a cité un qui n'avait pas voulu que sa femme *sentît le lait !* Il y a quelque chose de plus désagréable que l'odeur du lait et les cris d'un marmot, c'est la présence d'une nourrice friande et gourmande à la fois, paresseuse et impertinente. Telle fille qui va entrer chez vous halée, osseuse, dépenaillée, éreintée d'avoir à la fois nourri son enfant et pourvu à sa propre existence par un rude labeur, en sortira blanche, fraîche, arrondie, pimpante et vivace, après avoir paisiblement goûté les douceurs du *far niente* le plus absolu et d'une table succulente.

Quand un enfant est malade, les voisins persuadent à ses parents qu'il n'y a rien à faire pour un petit être qui *ne parle pas*. En conséquence, on n'appelle pas le médecin; ce qui n'empêche pas les auteurs de ce perfide conseil d'alimenter paisiblement une gastro-entérite avec des purgatifs. L'enfant a des pincements d'entrailles, et comme il *ne parle pas*, il crie; et quand il a bien crié, il meurt. Je pose en fait qu'à la campagne, les 9/10 des enfants qui meurent n'ont pas reçu les soins d'un médecin. Dans ce premier âge de la vie, les décès résultent pour ainsi dire exclusivement de la pneumonie lobulaire et de la gastro-entérite, ou des convulsions que ces maladies engendrent. Cette dernière affection, rare chez les adultes, est très commune dans l'enfance; dès qu'un enfant a la fièvre, on peut soupçonner quelque irritation du tube digestif. J'ai remarqué que la gastro-entérite est généralement produite par une alimentation défectueuse, qu'elle découle bien plus de la mauvaise qualité des aliments que de l'excès. Fréquente dans la basse classe, on la trouve dans les familles aisées plus rare et moins meurtrière. Les convulsions semblent résulter souvent d'une diarrhée qui épuise l'enfant et que le médecin doit s'attacher à modérer dès qu'elle existe, suivant le sage précepte de M. Trousseau, et contrairement au préjugé tenace qui veille au chevet de nos petits clients.

Les gourmes ne sont pas indispensables pour assurer la santé des enfants. Je ne les traite jamais que

par des moyens généraux, et lorsqu'elles disparais-
sent, c'est grâce à une modification occulte du tempérament qui fait qu'elles n'ont plus leur raison d'être.

Les intumescences glanduleuses du col, très fréquentes pendant toute la période de croissance, assez
communes encore à l'âge adulte, résistent longtemps
aux pommades d'iodure de potassium, même lorsque leur emploi est combiné avec l'administration interne du remède. Ayant eu l'idée d'essayer
la pommade de deuto-iodure de mercure, je fus
étonné de lui trouver une efficacité toute spéciale
contre les glandes. Elle détermine une forte rougeur,
avec desquamation de la peau; les glandes sous-jacen-
tes se ramollissent en peu de jours, et il s'ensuit
promptement la résolution ou la suppuration. Quand
les glandes sont petites, isolées, elles se résolvent très
vite, quelquefois en 48 heures; lorsqu'elles sont très
volumineuses, le traitement dure deux, trois semaines, rarement au delà, et une abondante suppuration
en est le résultat. La teinture d'iode employée dans le
même but réussit volontiers; mais elle a l'inconvénient de déterminer parfois une inflammation profonde dont on n'est pas maître; elle ne produit pas de
douleur immédiatement après qu'on l'applique, et
néanmoins il arrive que les tissus s'enflamment outre
mesure et jusqu'à escharrification. Le deuto-iodure
de mercure, plus certain dans ses effets, bien qu'agissant plus superficiellement , cause des picote-
ments douloureux dès qu'on l'applique; c'est ainsi
qu'au lieu de surprendre, comme la teinture d'iode,

il avertit à temps et permet qu'on modère son effet.

Les furoncles, les panaris, les abcès, sont du domaine journalier de l'exercice de la médecine. L'incision qu'ils nécessitent, en apaisant le symptôme douleur, nous vaut les témoignages d'une reconnaissance plus expansive que durable. Le meilleur est de faire ces petites opérations le plus tôt possible. Ce n'est pas un si mince résultat que de faire avorter un panaris, quand on pense qu'il peut dégénérer en phlegmon diffus. De même, dès qu'un abcès se forme, son ouverture immédiate arrête la marche de l'inflammation et enraye l'irritation phlegmoneuse des tissus environnants. Inutile de dire combien la plus belle moitié du genre humain peut gagner à cette méthode, quand on l'applique à des abcès du col et de la face. C'est à tort qu'on croit dans le peuple que l'ouverture naturelle des abcès laisse des cicatrices moins apparentes que l'ouverture par l'instrument tranchant. Cette dernière produit une cicatrice linéaire, souvent imperceptible, tandis que l'ouverture spontanée ronge les chairs et amène des coutures vicieuses.

Lorsque des tissus phlegmoneux ont cessé de suppurer, il arrive souvent qu'ils restent bouffis et bleuâtres. Dans ces conditions physiques, on peut s'attendre à voir de nouveaux abcès se former successivement. Il n'y a qu'une manière de traiter ces phlegmons à répétition, c'est de pratiquer des mouchetures ou des scarifications journalières ; elles font écouler une quantité considérable de sang veineux qui stagnait dans les chairs à titre de corps étranger. C'est de la sorte que j'ai rompu l'essor d'inflammations rebelles, parmi lesquelles un énorme panaris du pouce et de l'index, plus un interminable phlegmon développé au creux du jarret, après que j'avais excisé un kyste volumineux.

Malgré les tendances d'un siècle essentiellement progressiste, il meurt dans les campagnes beaucoup de personnes à qui une amputation pourrait sauver la vie. Toutefois, la possibilité d'être opéré sans souffrance semble déterminer plus facilement les malades au sacrifice d'un membre. Dans les hôpitaux, Dupuytren estimait qu'on est heureux quand on a un succès sur deux amputés. Dans la pratique civile, la guérison est la règle; j'ai eu le bonheur de ne perdre aucun de mes amputés; parmi eux figurait cependant une amputation du bras chez un vieillard atteint de gangrène jusqu'à peu de distance de l'épaule, une désarticulation tibio-tarsienne à la suite de laquelle les lambeaux ont été complétement sphacélés, etc., etc.

L'anesthésie elle-même ne laisse pas que d'effrayer les malades qui la réclament pour annihiler les douleurs de l'opération, parce qu'ils ont entendu parler des morts subites qu'on lui attribue. Elle n'est pourtant pas coupable, on l'a dit avec raison, de toutes les morts qu'on met sur son compte; et avant qu'elle fût connue et pratiquée, les morts subites étaient fréquentes pendant les opérations. A part les cas de sidération, on se met à l'abri des accidents : 1º en s'abstenant quand il y a contre-indication; 2º en donnant suffisamment d'air avec les vapeurs de chloroforme, c'est-à-dire en dépensant beaucoup de chloroforme; 3o en suspendant les inhalations de manière à s'engager le moins possible dans la résolution complète.

Le praticien reconnaît vite combien les distinctions théoriques perdent de valeur au lit du malade. Ainsi, en théorie on reconnaît dans le croup trois périodes : inflammation, exsudation, suffocation. En pratique, on est appelé à dix heures pour voir un enfant qui jouait encore à huit heures, et déjà la suffocation est imminente. La médecine active n'a pas toujours le temps de s'arrêter aux idées théoriques. C'est principalement quand le croup règne épidémiquement qu'il faut se hâter de guérir les plus petites lésions, de barrer en quelque sorte le passage aux fausses membranes, une fois qu'un îlot pseudo-membraneux existe dans la gorge, il s'étend rapidement jusqu'au larynx. La cautérisation de la gorge fait plus qu'éteindre sur place les produits plastiques;elle modifie la muqueuse, et cette modification s'étend au-delà des points touchés. Quand le larynx est envahi, les caustiques atteignent difficilement le siége du mal. On ne saurait assez souvent réitérer l'opération; sur dix fois qu'on la tente, on arrive à peine une ou deux fois au cœur du mal, et quand on y arrive, l'opéré suffoque au point qu'on craint de le voir mourir. Il est très important de garnir d'un anneau métallique l'index gauche, qui doit passer entre les dents pour abaisser la base de la langue.L'enfant qui résiste coupe un bouchon aussi nettementqu'avec un couteau, et plus d'une fois le doigt d'un opérateur non précautionné a été retiré sanglant et mutilé. Cette observation n'est pas neuve; on ne saurait trop souvent la reproduire, en raison de la facilité avec laquelle on l'oublie, au milieu de l'émotion d'un cas très périlleux. Quoi qu'il en soit, le croup est une affreuse maladie; tous les cas que j'ai traités ou connus se sont terminés par la mort, hormis deux cas de vrai croup, avec expuition de tubes membraneux organisés, que j'ai guéris par la cautérisation avec le nitrate d'argent et l'acide chlorhydrique pur employés tour à tour. Dans tous les autres cas, qu'il y ait eu trachéotomie ou non, la mort a eu lieu. Cependant cette opération a toujours produit une amélioration immédiate et immense, et j'ai la conviction qu'elle aurait souvent réussi, étant faite moins tardivement, notamment chez une petite fille de sept ans que j'avais la conviction d'avoir sauvée, et qui succomba par suite d'un funeste écart de régime.

Le pseudo-croup est assez commun. Caractérisé par une toux rauque, sans fièvre, sans extinction de la voix et sans difficulté de respiration, il cède facilement, et généralement en quelques heures, à l'administration d'un vomitif. Il épouvante les parents et émeut le médecin, qui ne peut répondre des suites, par la raison que le faux croup commence comme le vrai. C'est une bonne et sage coutume que de faire vomir un enfant dès que le larynx paraît embarrassé; elle est exempte d'inconvénients et a l'avantage de couvrir la responsabilité du médecin. Les parents épouvantés lui demandent d'agir, et il serait dangereux pour lui-même de ne pas obtempérer à ce désir.

La pratique médicale fourmille de maladies sans gravité, mais toujours incommodes ou désagréables, pour lesquelles on réclame un remède, et un remède prompt. Telles sont les éruptions chroniques de toute nature, qui font de ceux qui en sont atteints un objet de répulsion ou de méfiance. Ainsi certaines variétés de prurigo font croire à la gale. Elles sont quelquefois d'un diagnostic obscur, et le client qui consulte tour à tour plusieurs médecins trouve des opinions opposées, circonstance propre à discréditer la profession médicale. On m'a souvent présenté des enfants à qui on avait interdit l'entrée des écoles et qui n'offraient que les signes d'une éruption prurigineuse. Il y a néanmoins telles formes d'efflorescences qui paraissent contagieuses et atteignent successivement tous les enfants et même les adultes d'une même famille; il importe de les combattre vigoureusement. Je réussis habituellement à détruire en six, huit ou dix jours la plupart de ces maladies, avec la solution de sublimé corrosif conseillée par MM. Trousseau et Pidoux : 4, 6 ou 8 grammes de sublimé dans 100 grammes d'alcool, en mettre une cuillerée à café dans un demi verre d'eau tiède, pour lotions. Le deuto-iodure de mercure réussit très bien, comme caustique et peut être par action spécifique, pour détruire des dartres épaisses, croûteuses, même rongeantes.

Il arrive à tous les praticiens de rencontrer des faits exceptionnels, inexplicables *à priori*, dont on peut trouver la raison d'être et le remède en consultant les annales de la science. Elles rappellent des phénomènes morbides très tenaces qui ont cédé à l'extraction d'une dent cariée; elles font connaître des cas où l'exubérance de la chevelure a entretenu certains états pathologiques, en dépit de tous les efforts du traitement. J'ai traité deux enfants chétifs, anémiques, décharnés, sur lesquels les toniques étaient impuissants; de guerre las, je fis couper les cheveux, et la santé se rétablit promptement.

Il est utile de se rappeler qu'on gagne souvent à varier le mode d'administration des remèdes. J'ai vu tel cas de chlorose où toutes les préparations ferrugineuses avaient échoué; l'iodure ferro-manganique eut dans l'espace de huit jours un succès merveilleux. J'ai connu telles personnes qui ne digéraient pas les pilules et les rendaient intactes avec les selles; une préparation liquide agissait heureusement. Dans l'exercice de la médecine, l'instruction et même l'habitude ne suffit pas toujours, il faut le secours d'un esprit inventif, une sorte d'heureuse inspiration. Un habile praticien m'a raconté qu'il traitait en désespéré une dysurie rebelle, lorsqu'un confrère consultant qu'on alla chercher à 19 kilomètres de distance lui demanda comment il n'avait pas eu l'idée de supprimer un vésicatoire qui en était évidemment la cause. C'était les fiévreuses préoccupations d'une profession pénible qui avaient déterminé cette incroyable distraction.

Rien de plus commun à certaines époques, au printemps surtout, et chez les enfants principalement, que certaines indispositions innomées, des fièvres éphé-

mères dégagées de toute lésion organique, fièvres larvées que le repos et la diète dissipent aisément. Il
n'est pas rare de rencontrer les formes les plus bizarres de fièvre intermittente. Dans le pays que j'habite,
la fièvre intermittente, pas très commune et d'ailleurs
peu intense, est un véritable Protée; on la soupçonne
plus souvent qu'on ne la diagnostique d'une manière
positive; le traitement seul confirme qu'elle existait.
Il n'y a du reste plus aucun type de fièvre intermittente à nier : hebdomadaire, mensuelle, annuelle, on
la voit se reproduire sous toutes les variétés, chez les
personnes qui ont habité des pays marécageux.

La fièvre typhoïde est assez souvent d'un diagnostic
obscur au début. Combien d'indispositions fébriles avec
abattement général, qui nous font craindre une fièvre
typhoïde, et que nous avons le bonheur de voir disparaître au bout de quelques jours, souvent à la suite d'un
traitement insignifiant : excellente aubaine pour les
médecins alarmistes qui courent après la renommée !
Ce n'est pas que je nie qu'on puisse peut-être modifier, alléger une maladie grave en l'attaquant de bonne
heure; je reconnais bien volontiers que dans certains
cas, des vomitifs coup sur coup ont paru atténuer des
maladies qui s'offraient sous un aspect redoutable;
mais je ne crois pas à la vertu des maîtres d'armes de
la profession qui prétendent *couper* la fièvre typhoïde.

Cette maladie revêt des formes si diverses, elle réclame une médication si variée, qu'en réalité le médecin qui la traite ne fait que de la médecine de symptômes. Il en résulte que l'incertitude qui règne au début dans le diagnostic n'est pas nuisible au traitement. Il y a des cas légers de fièvre typhoïde ou pour mieux dire, d'entérite folliculeuse, sans réaction cérébrale et presque sans fièvre. J'ai vu des personnes se disant indisposées depuis huit ou dix jours, et qui, tout examen fait, avaient promené dans les rues de magnifiques taches lenticulaires accompagnées de gargouillement iliaque et de chaleur à la peau.

Contre cette terrible affection j'ai expérimenté pour ma part tous les modes de traitement, et je n'en ai trouvé aucun recommandable ; c'est-à-dire qu'une épidémie ne ressemble pas à une autre, et que le médecin doit tâcher d'en découvrir le génie dès qu'elles se déclarent (*faciamus experimentum*). Il est à remarquer que quand elle apparaît dans une maison, elle se contente rarement d'attaquer une personne, et les enfants sont atteints en première ligne ; aussi convient-il, au premier signe d'alarme, de les écarter : il y a plus de chance de les dérober à cette affreuse maladie, que de les guérir quand elle les a envahis. La fièvre typhoïde, qu'on a surnommée avec raison *l'opprobre de la médecine*, est essentiellement capricieuse dans le choix des sujets, témoin le fait suivant : Dans le village de B.... elle frappe une famille pauvre ; un père de famille avec sa femme et ses dix enfants, tous atteints par le fléau, sont enfermés dans une chambre unique, entassés pêle-mêle sur deux grabats, et leurs déjections se confondent sur le parquet. Visité et secouru par le curé, le père demandait que le ciel eût la générosité de lui reprendre quatre ou cinq de ses malheureux enfants. Néanmoins, la famille entière se rétablit, en dépit de cette promiscuité pestilentielle où elle était forcée de croupir. En même temps et dans la même localité, une fille unique, une riche héritière, une enfant adorée et digne de l'être, est également frappée. Elle reçoit les soins les plus assidus, trois médecins se réunissent journellement devant son lit ; ses parents sont prêts à sacrifier toute leur fortune pour conserver leur fille... et elle meurt !

Cette désespérante coïncidence n'est pas une exception : dans les campagnes une foule de typhiques ne sont pas soignés, et je ne remarque pas qu'il en meure beaucoup plus que de ceux que les médecins traitent.

Je recommande à tous les médecins le perchlorure de fer contre l'enterorrhagie typhoïde et contre l'hématémèse. A une époque où l'on n'avait pas encore mentionné l'usage interne de ce précieux médicament, j'ai eu le bonheur de sauver par lui mon enfant, dans un cas d'hématémèse qui résistait depuis huit jours à tous les moyens connus ; la malade était tellement exsangue et prostrée qu'elle était condamnée par deux confrères, ainsi que par l'opinion publique. Depuis, j'ai employé le perchlorure de fer avec succès contre diverses hémorrhagies, et plus particulièrement contre la métrorrhagie, en injections. Je n'ai pas craint que le liquide pénétrât par les trompes jusque dans le péritoine, précisément à cause de la présence du sang, qui devait se combiner avec le perchlorure, et intercepter le passage. Le même médicament m'a permis d'enrayer sur-le-champ plusieurs épistaxis rebelles. Il a échoué contre la dysenterie ; c'est-à-dire qu'il modérait le flux sanguin sans modifier l'essence de la maladie.

Je ne saurais passer sous silence une maladie très commune dans la pratique, maladie inexorable qui marque de sa fatale empreinte les êtres les moins vulgaires, les plus intelligents, les plus généreux, les plus sensibles, fléau subtil et cruel qui se révèle toujours trop tard : la phthisie ! Quoi de plus pénible pour un médecin que de surveiller le progrès de la mort chez un vivant ? Étrange position que celle de l'homme de l'art, obligé de dissimuler son émotion en questionnant le malade dont les réponses signent en quelque sorte la sentence fatale ; forcé de rassurer en affectant un air indifférent, quand la conviction d'un désastre infaillible attriste son cœur ; frappé et désolé de l'impuissance de la médecine, en présence de ces victimes au front pâle, aux yeux ardents, qui savent que leur vie est en danger, qui la plupart du temps nous écoutent avec une crédulité apparente qui fait mal, tandis qu'au fond elles nous ont devinés !

La phthisie peut se développer sans le concours d'aucune prédisposition ; on la ferait naître dans des conditions données. Sans parler de l'insuffisance du régime, des fatigues prolongées, de l'insomnie, des vices de l'habitation, quelle large part d'influence ne devons-nous pas accorder aux causes morales sur le développement de la tuberculisation pulmonaire ?

Ce qui rend cette maladie redoutable, c'est qu'elle se voile longtemps sous des replis que la science ne peut pénétrer. Un médecin bien avisé s'attache à combattre les prédispositions qu'il rencontre chez ses clients. Le monde est peuplé de ces constitutions délicates jusqu'au raffinement, oscillant toujours entre la santé et la maladie. Tous ces enfants chétifs qu'on nous confie pour de fréquentes indispositions doivent être soumis à un traitement général et suivi, capable de prévenir le développement de la phthisie. Il est plus facile de conjurer un mal imminent que de détruire celui qui a pris racine. Assurément la phthisie n'est pas incurable, et chacun de nous a eu le bonheur d'en voir guérir entre ses mains; mais dans ces rares cas de guérison, l'hygiène intervient plus efficacement que la thérapeutique. Tous les jours les modificateurs hygiéniques parviennent à invigorer des organisations vibratiles qui, suivant les pressentiments de la science, devaient aboutir à la phthisie. En 1848, il y eut une épidémie de méningite cérébro-spinale dans la garnison de Metz. Parmi les autopsies que je fis à l'hôpital militaire, je découvris sur deux sujets une très grande quantité de tubercules crétacés dans les deux poumons. Voila des jeunes gens qui étaient phthisiques, lorsque la conscription les a heureusement dérobés à de mauvaises conditions d'existence; sous l'influence d'un régime réparateur, leur sang s'est régénéré, et il y a eu résorption de la portion organique des tubercules. Médecins, qui vous ingéniez à découvrir un agent de disssolution des tubercules

pulmonaires, quand vous auriez détruit l'enseigne de
la maladie, il vous resterait à refaire le tempérament.
résultat véritablement décisif. Discontinuez de rêver
la découverte d'un médicament aussi impossible que
la pierre philosophale et le mouvement perpétuel.
Vous serez plus sûrs d'enrayer l'invasion des tubercules, quand vous découvrirez quelque part la source de
chagrins non avoués. En montrant toute sa bonté,
l'homme de l'art, qui est en même temps un homme de
cœur, peut gagner assez de confiance pour pouvoir pénétrer jusqu'à l'origine d'un dépérissement général,
et quand il en connaît la cause, un peu d'influence
habilement maniée peut la détruire. Il est aussi glo-
rieux et non moins difficile de dissiper les orages du
cœur que de régulariser les fonctions organiques. Les
médecins négligent trop la partie morale de leur art ;
ils n'ignorent pourtant pas le pouvoir de l'imagination sur la matière ; ils savent à quel point le corps est
sous la dépendance de l'esprit.

D'après le professeur Rostan, les pleurésies latentes
sont presque aussi communes que celles qui s'annoncent par des signes évidents. On peut en dire autant
des pneumonies, surtout chez les enfants ; Dieu sait
combien il en meurt qu'on a traités pour une gastro-
entérite, une angine ou quelque autre fantôme évoqué
en l'absence de signes positifs. Les élèves en médecine
ne sauraient trop s'exercer à l'auscultation ; une ouïe
fine et expérimentée est une précieuse source de diagnostic. Lorsque je vois un médecin visiter son malade
pendant cinq, six et huit jours sans reconnaître la

pneumonie qui existe, jusqu'à ce qu'enfin les crachats rouillés ou une dyspnée considérable démontrent irrécusablement que le poumon est lésé, je ne sais lequel je dois plaindre le plus, du malade qui a été traité irrationnellement, ou du médecin dont l'esprit s'est débattu toute une semaine dans les incertitudes du diagnostic.

En général, la pneumonie est bénigne chez l'adulte. Toutefois, on rencontre des cas auxquels s'attache dès le principe un cachet de fatalité. Lorsqu'on a saigné plusieurs fois et appliqué des sangsues en grand nombre, quand on a donné le tartre stibié à dose rasorienne, et qu'on voit la maladie frapper tout-à-coup et violemment celui des poumons qui était jusqu'alors intact, quelle juste alarme doit inspirer une seconde maladie à laquelle on ne peut opposer que les moyens déjà employés, et avec plus de circonspection ? En supposant que l'état du sujet permette de réitérer les saignées, ce mode de traitement qui a échoué préventivement aura-t-il un effet curatif ?

Je ne suis point partisan des saignées coup sur coup ; mais je n'hésite pas à insister sur la phlébotomie en présence d'une fièvre intense. Quelque étendue que fût la lésion pulmonaire, il m'a toujours paru que la nécessité des déperditions sanguines était subordonnée à l'intensité de la réaction. Affaiblir considérablement un malade, c'est le prédisposer à l'adynamie, ou tout au moins à une convalescence difficile et souvent compliquée.

La pneumonie est aussi variable dans son expression symptomatique que dans sa nature. Quelquefois elle débute violemment, et une seule saignée suffit pour l'éteindre. D'autres fois elle paraît bénigne, même au bout de quelques jours; la convalescence semble prochaine, et tout-à-coup elle s'aggrave d'une manière aussi violente qu'inattendue. On peut voir tel cas où une auscultation minutieuse ne fournit pas le plus petit indice ; il n'y a point de toux, pas de dyspnée, rien que de la fièvre avec une teinte bistre de la peau et une coloration violacée d'une pommette ou des deux à la fois. Dans ces conditions le médecin saigne, parce que la fluxion de poitrine lui paraît imminente, et bientôt l'état couenneux du sang démontre que le mal existe. Il m'est arrivé de saigner deux et trois jours de suite, le malade restant dans ces mêmes conditions, et c'est précisément lorsque la fièvre tombait que le râle crépitant devenait sensible, l'expectoration commençait, et la maladie suivait son cours.

La pneumonie latente siège de préférence au centre des poumons et vers le sommet. Les crachats ne sont pas rouillés, mais quelquefois ils prennent une teinte sucre d'orge. Une toux férine, un souffle tubaire léger et lointain sont les seuls indices de l'affection naissante; le pouls est lâche, et l'état général présage l'adynamie. C'est alors que les secours de l'art parviennent difficilement à réagir contre l'hépatisation pulmonaire; le parenchyne s'infiltre, la pneumonie devient œdémateuse. J'ai fait un certain nombre d'autopsies de sujets morts dans cet état: le parenchyme pulmonaire avait une couleur lie de vin, et fournissait par la pression un écoulement abondant de sérosité rougeâtre. Il y avait les traces non d'une simple pneumonie mais d'une invincible congestion, d'une sorte d'apoplexie du tissu pulmonaire.

L'habitude d'une fréquente auscultation est une des meilleures que le médecin puisse contracter. Il y a des maladies de poitrine qui se cachent sous le masque d'une affection accidentelle ; il y en a qui se développent sous le couvert d'une maladie épidémique. Il importe d'avoir l'oreille au guet, lors de certaines influences saisonnières, et lorsqu'on reconnaît aux fièvres éruptives une évolution lente, irrégulière, laborieuse. On sait combien la rougeole est dangereuse quand elle s'accompagne de bronchite capillaire ou de pneumonie.

Il est bon de prévenir les jeunes médecins qu'en fait de diagnostic on ne doit jamais livrer sa pensée tout entière ; il faut faire la part de l'imprévu. Ainsi le plus actif, le plus affairé de vos clients fait un faux pas. Désolé d'être arrêté dans le cours de ses lucratives opérations, il vous prie de le guérir en quelque jours, le jour même s'il est possible. Frappé de l'extraordinaire impatience de cet homme, et désirant vous-même être bientôt délivré de ses questions et de ses doléances, vous prenez votre désir pour la réalité, et, adoptant l'hypothèse la plus favorable, vous promettez la guérison en huit jours. O singulière déception ! Après six mois de traitement, après vous avoir donné une quautité de successeurs, votre ex-client en est encore à marcher avec des béquilles.

La moralité de cette histoire véridique, c'est qu'on ne doit jamais cesser d'envisager le revers de la médaille. Dans l'espèce il faudrait tenir compte de l'opinion vulgaire, qui serait juste si elle n'avait le tort d'être absolue, à savoir qu'*une entorse dure plus longtemps qu'une fracture.*

Il y a, en effet, une série de maladies à marche incertaine, à durée indéterminée, dont le pronostic incertain réserve des mécomptes au médecin le plus habile ; tel est l'érysipèle, avec ses interminables péregrinations et ses inéluctables récidives ; tel est encore le rhumatisme articulaire, qui a souvent du mal à finir et revient, quoi qu'on fasse. Le client est toujours disposé à nous rendre responsables des caprices de son mal.

C'est pour obvier aux caprices bien plus nombreux de son imagination que dans toute espèce de maladie le médecin institue un double traitement : un traitement réel, celui que dicte la conscience, et un traitement apparent, c'est-à-dire un ensemble de prescriptions ou de moyens destinés à tranquiliser l'esprit du malade et à fermer la bouche des conseillers. Ainsi il est d'usage à la campagne, lorsqu'un homme se casse la jambe de courir à franc-étrier chercher un médecin, n'importe lequel. Les bonnes gens s'imaginent qu'il faut sur-le-champ réduire la *cassure* et emprisonner le membre, le serrer même, pour que *le mauvais sang ne s'y mette pas.* Le médecin, qui respecte cette erreur, applique un appareil destiné à maintenir le membre sans constriction. Pendant ce temps, l'inévitable gonflement se fait sans entrave ; on évite d'atroces douleurs, les phlyctènes et la gangrène. Il n'y aucune raison pour se hâter de lier solidement un membre fracturé, puisque les expériences cadavériques enseignent qu'au bout de six à huit jours il n'y a encore aucun travail indiquant la formation du cal.

Je partage l'avis du professeur Gerdy sur les fractures de la clavicule. Comme lui, j'ai trouvé dans toutes les occcasions que les appareils étaient gênants et inutiles. Cependant, les médecins de la campagne, et même ceux de la ville ne doivent pas négliger d'entretenir la confiance de leur client au moyen d'un bandage capable d'emprisonner à la fois son bras et son imagination.

Les lésions de la hanche présentent souvent de grandes difficultés de diagnostic. Le blessé, je l'ai constaté pour ma part, peut se relever et marcher pendant plusieurs jours, le col étant fracturé, parce que la fracture a lieu dans la capsule articulaire. D'autre part, le raccourcissement ne se fait pas toujours immédiatement; de plus, la pointe du pied peut être exceptionnellement en dedans ; enfin, de simples contusions peuvent offrir les mêmes symptômes qu'une fracture. Au reste, entre la fracture et la contusion le diagnostic n'a qu'une médiocre importance; en effet, comme la guérison de la fracture du col ne s'obtient que par un repos d'environ cent jours, tant que le blessé ne peut se mouvoir il se traite malgré lui.

Suivant A. Cooper, lorsqu'il s'agit de réduire des luxations, la difficulté consiste à vaincre l'action des muscles. De nos jours le chloroforme efface cette difficulté ; mais il est important de réduire le plus tôt possible , avant que le gonflement obscurcisse le diagnostic. J'ai réduit sans peine, avec le chloroforme, une luxation scapulo-humérale datant de 24 jours ; j'en ai réduit une compliquée de fracture du col de l'omoplate.

M. Malgaigne prétend qu'on abuse du spéculum ainsi que du toucher, et que ces moyens d'investigation sont la source de beaucoup d'erreurs. Il faut convenir que tomber dans cet abus, c'est s'infliger une besogne odieuse, embarrassante, une corvée bonne à éviter et rarement indispensable. Dans la pratique privée, on touche fort peu, on *spécule* encore moins, et il ne paraît pas que les clientes s'en trouvent plus mal. Il m'a semblé, ainsi qu'à beaucoup de confrères, qu'en haut lieu on abuse un tant soit peu de la cautérisation du col de l'utérus ; nous avons en province des dames qui vont à Paris tous les ans régulièrement se faire cautériser. J'ai surpris un jour le mécanisme de cette farce annuelle. Madame fit venir la sage-femme pour reconnaître l'engorgement qu'elle *sentait* au col ; celle-ci, autant par inaptitude que par complaisance, donna un vote favorable auquel dut céder le mari.

Le médecin n'a pas besoin de s'astreindre, toutes les fois qu'il traite une femme, à demander si elle a ses règles dans le moment. C'est une circonstance dont on a généralement soin de nous instruire, et qui me semble avoir communément peu d'influence sur nos décisions. En effet, si la maladie est minime, le traitement sera peu actif ; si au contraire la maladie est sérieuse, il faudra entre deux maux choisir le plus petit, l'inaction pouvant par dessus tout compromettre la vie du malade.

Les opérations chirurgicales, même les plus simples, engagent profondément la responsabilité du médecin. Si celui-ci, chaque fois qu'il doit trancher dans le vif, voulait se rappeler que, suivant les prédispositions, la plus petite incision peut amener des hémorrhagies (bluters), des phlegmons diffus, le tétanos, etc., il n'aurait pas le courage de commencer. Sans se laisser intimider par les cas malheureux et surprenants que mentionnent les annales de la science, il faut en tenir compte pour ne pas trop chaudement exciter les malades à se laisser opérer. Quand on leur a appris que le mal est incurable sans le secours de l'opération, quand on a dit la vérité, on a fait son devoir et on peut s'en tenir là. A partir de ce moment, c'est aux parents et aux amis du malade qu'il appartient d'agir sur son moral et de le déterminer. Il y a là pour les médecins trop entreprenants une source fréquente de désagréments ; car les malades ont généralement peu de tendance à l'opération ; ils ne s'y résignent le plus souvent que d'après les raisons les plus rassurantes du docteur, qu'ils regardent comme une garantie, comme un engagement. Il y a d'ailleurs des circonstances où la situation du médecin est perplexe, ne sachant lui-même s'il vaut mieux opérer ou attendre. Soit, par exemple, une hernie étranglée. A qui n'est-il pas arrivé de prendre la résolution d'opérer, ou même d'étaler ses instruments, prêt à en finir, lorsqu'un dernier effort de taxis réussit inespérément ? Quelques heures de repos amènent dans la tumeur une modification occulte telle, qu'il suffit quelquefois de toucher pour réduire. Deux, trois médecins travaillent sans succès pendant plusieurs heures après une hernie; un quatrième survient qui réduit d'emblée et s'étonne qu'on ait éprouvé tant de difficulté. Je conseille à mes jeunes confrères, toutes les fois qu'ils demanderont une consultation pour une hernie irréductible, de faire une dernière tentative sous les yeux du médecin consultant, avant de lui laisser rien entreprendre. Appelé un jour par un de mes amis exerçant dans nos environs, je trouvai une hernie crurale qui se réduisit dès le premier effort. Cette rapidité d'exécution me valut sur place des témoignages de reconnaissance exaltée, embarrassants pour moi et presque injurieux pour mon excellent confrère, situation délicate que j'aurais évitée bien volontiers si j'avais pu la prévoir.

Faut-il se hâter d'opérer les hernies, quand la statistique déclare que les médecins de la province, et surtout ceux de la campagne, qui opèrent bien rarement, perdent moins de malades que ceux de Paris, qui opèrent presque tous promptement ? On a vu des malades se refuser obstinément à l'opération et, après avoir eu pendant cinq et six jours des vomissements stercoraux, se rétablir rapidement. Beaucoup de chirurgiens évitent le plus possible d'en venir au débridement et prolongent le taxis au-delà du temps ordinaire. C'est une méthode qui a ses avantages, surtout en ne faisant point de violents efforts de taxis qui ne semblent jamais avancer les choses, mais en agissant avec persévérance, en recommençant fréquemment les tentatives après des intervalles de repos. Aux yeux du public, qui est malheureusement prévenu contre les opérations, il faut autant que possible éviter d'exposer à de terribles chances la réputation de la médecine opératoire. Tous les jours on nous cite l'exemple de personnes qui ont guéri après avoir avoir refusé l'opération, sans tenir compte des malheureux, en grand nombre, qui se sont éteints quand la chirurgie pouvait sauver leurs jours.

L'opération de la hernie étranglée réussit rarement dans la pratique civile, par la raison que les parties intéressées ne l'acceptent qu'à toute extrémité. Au jeune médecin qui sera sur le point de tenter cette opération, je conseille de méditer sur le septième temps dont parle Munaret : « Je considère comme un temps de plus aux six déjà consacrés par les auteurs, l'essai à faire de la réduction des parties herniées, une fois qu'elles sont connues et avant de se décider au débridement. »

Je n'ai fait qu'une fois cette opération, et la réduction eut effectivement lieu sans débrider. Suivant M. Malgaigne, les hernies ne sont jamais étranglées par leurs anneaux, pas plus que par le collet du sac, mais par une ouverture cellulo-fibreuse qu'il suffit d'érailler sans ouvrir préalablement le sac, pour obtenir immédiatement la réduction. Suivant lui, ce n'est qu'autant que la hernie date de trois ou quatre jours, et que l'intestin paraît lésé, qu'il faut ouvrir le sac.

Le médecin qui pratique pour la première fois le débridement d'une hernie, n'est préoccupé que du danger de blesser les vaisseaux, danger presque illusoire, auquel les auteurs ont accordé trop de crédit. S'il y a un organe qui périclite à l'approche du bistouri, c'est l'intestin. Il est arrivé à beaucoup d'opérateurs de l'ouvrir, et la mort en est résulté, tandis que les annales de la science se taisent sur les accidents qui seraient survenus par suite de la section d'une artère. Quoi qu'il en soit, ce sera toujours un grand avantage de pouvoir réduire sans débrider l'anneau, et surtout sans débrider le sac.

Les médecins civils sont tous les ans consultés par des jeunes gens qui désirent savoir s'ils sont aptes au service militaire, et par des conscrits qui veulent se faire exonérer et demandent s'ils n'ont aucune chance d'être exemptés pour cause d'infirmités physiques.

Voici la nomenclature des infirmités ou maladies qui rendent impropre au service militaire, d'après les instructions du conseil de santé des armées.

Teigne. La teigne légère est compatible avec l'acceptation pour le service; si les cheveux sont rabougris, le cuir chevelu fortement endommagé, si la constitution générale est détériorée, l'exemption doit être demandée.

Calvitie. La perte même incomplète des cheveux motive l'exemption, s'il ne reste pas assez de cheveux pour préserver la tête des pressions douloureuses de la coiffure ou des variations brusques de la température.

Tumeurs de la tête. Toute tumeur volumineuse de la tête réclame l'exemption.

Ossification imparfaite. Pour les os du crâne, c'est un motif évident d'exemption.

Cicatrices étendues, grandes lésions. On exempte un homme porteur de grandes lésions provenant de plaies profondes, de dépression ou d'enfoncement des os, de leur exfoliation ou extraction.

Imbécillité, aliénation mentale. La notoriété publique peut seule établir le fait.

Catalepsie.

Epilepsie. Ces maladies entraînent forcément l'exemption. Il faut conseiller aux malheureux qui en sont atteints de produire un certificat des autorités locales.

Convulsions, chorée, tremblement et délire des ivrognes, delirium tremens. Autant de cas d exemption.

Maladies des paupières. Les affections des paupières susceptibles d'entraîner l'exemption sont : 1º les *kystes* développés dans l'épaisseur de ces organes, lorsqu'ils sont assez volumineux pour occasiônner une gêne considérable, et opposer un obstacle à l'exercice de la vision ; 2º les *tumeurs squirrheuses* et les *dégénérescences cancéreuses* qui, par leur gravité, commandent l'exclusion du service militaire, dans quelque région qu'elles existent; 3° le *clignotement continuel*; 4° les diverses *paralysies* des *paupières*; 5° *l'inflammation chronique de la conjonctive, le flux puriforme* ou *purulent, l'ulcération du bord libre des paupières, la perte des cils*; 6° *les adhérences des paupières avec le globe oculaire*; 7° *le renversement en dedans ou en dehors de l'une d'elles*; 8° *la direction vicieuse des cils contre la surface de l'œil*, avec déplacement du rebord palpébral.

Ophthalmie ou *conjonctive chronique*. L'exemption a lieu si l'ophthalmie est ancienne, accompagnée de désordres locaux, surtout s'il y a co-existence d'un tempérament lymphatique ou de scrofules.

Chute des cils. L'exemption résultera de l'ectropion incurable, c'est-à-dire avec cicatrices, perte de substance des paupières.

Entropion. Trichiasis.

Tuméfaction de la Glande lacrymale.

Larmoiement habituel. L'exemption résultera moins du larmoiement que des lésions variées qui le produisent.

Destruction des points lacrymaux.

Déviation des points et des conduits lacrymaux. Il faut qu'elle soit assez prononcée pour entraîner des troubles fonctionnels.

Tumeur et fistule lacrymales. Cas manifestes d'exemption.

Encanthis. Exophthalmie. Exigent toujours l'exemption.

Strabisme. Motif d'immunité du service militaire, s'il affecte l'œil droit.

Ptérygion, taies, abcès, ulcères, perforations de la cornée, procidence de l'iris, adhérence de l'iris à la cornée, occlusion de la pupille, staphylome de la sclérotique ou de la cornée, hypopion, hydropisie, cataracte, glaucome, atrophie générale de l'œil. Motifs constants d'exemption.

Myopie.

Nyctalopie, héméralopie. Il appartient à la notoriété publique d'en constater la réalité.

Amaurose. Cas absolu d'exclusion.

Perte du pavillon de l'oreille. Oblitération ou rétrécissement considérable du conduit auditif externe, végétations, écoulement purulent et fétide; lésions de la trompe d'Eustache.

Surdité et surdi-mutité. Invoquer la notoriété publique.

Difformité du nez capable de gêner la respiration et la parole.

Couperose et lupus.

Polypes.

Punaisie.

Dartres aux lèvres. Réclament l'exemption chaque fois qu'elles ne paraissent pas devoir évidemment et promptement céder à un traitement rationel.

Epaisissement de la lèvre supérieure. Rétrécissement des lèvres. Si la prononciation est difficile, si l'orifice de la bouche est rétréci, l'exclusion a lieu.

Bec-de-Lièvre accidentel ou congénial. Cette difformité exempte s'il y a embarras de la parole ou de la manducation, et si la division anormale s'étend au squelette de la bouche.

Paralysie labiale.

Perte des dents, mauvais état des gencives. Le mauvais état des dents, accompagné du ramollissement, de l'ulcération chronique, de l'engorgement bleuâtre et sanguinolent des gencives, une constitution faible, détériorée, forment un ensemble de signes d'où l'exemption du service doit découler.

Perte de substance de la langue Hypertrophie. Si la mastication, la déglutition ou la parole sont compromises, l'exemption est inévitable.

Ulcération et dégénérescences cancéreuses de la langue.

Bégaiement.

Mutité.

Engorgement chronique et dégénerescence des glandes salivaires.

Ecoulement involontaire de la salive. Quelle qu'en soit la cause.

Grenouillette.

Hypertrophie des amygdales. Devenue très considérable, au point de gêner la déglutition, l'audition ou la respiration, elle constitue un cas d'exemption.

Division du voile du palais. S'il y a altération de la voix ou de la déglutition, le sujet sera exempté.

Paralysie des organes de la déglutition.

Coarctation de l'œsophage.

Scrofules. Il faut que l'affection soit bien dessinée.

On voit des tempéraments lymphatiques se modifier très-heureusement par suite de la vie militaire, sous l'influence d'un régime plus réparateur que celui que les jeunes soldats trouvaient dans leur famille.

Torticolis.

Loupes. Il faut que par leur situation et leur volume elles occasionnent ou puissent occasionner une gêne réelle et prononcée au sujet qui en est atteint.

Engorgements chroniques ou squirrheux divers. Goitre. Pour exempter, il faut qu'il soit plus qu'une légère incommodité.

Anévrisme.

Laryngite chronique.

Aphonie. L'aphonie permanente constitue un cas d'exemption.

Ulcères, tumeurs à la surface du thorax. Du moment où il y aurait gêne pour porter les diverses parties de l'équipement, l'exemption est nécessaire.

Difformités de la colonne vertébrale.

Conformation vicieuse du thorax. Il convient de proposer l'exemption : 1º des sujets dont le thorax proémine fortement en forme de carène, les cartilages des côtes étant droits au lieu de prolonger la courbure cintrée de ces os ; 2º des individus qu présentent des enfoncements quelquefois considérables de la partie inférieure du sternum et de l'appendice xiphoïde.

Maladies des organes. Il suffit de la disposition à la phthisie pour motiver le refus d'admission au service. En l'absence de signes locaux, les indices généraux fournis par l'habitus extérieur, la conformation de la poitrine, la gêne de la respiration, peuvent légitimer et réclamer le renvoi des sujets sur lesquels ils se trouvent réunis.

Hémoptysie. La preuve bien constatée d'une seule attaque doit décider l'exemption.

Lésions organiques du cœur.

Asthme. Devant les conseils de révision, la réalité de l'asthme nerveux ne pourra être admise qu'à la suite d'une enquête publique.

Abcès par congestion.

Hernies. Même réductible, récente et simple; toute hernie abdominale doit être considérée comme un motif d'exemption.

Maladies chroniques et engorgements des viscères abdominaux.

Hémorrhoïdes. Ulcérées ou non, internes ou externes, les hémorrhoides constituent un sujet d'exemption.

Procidence de la muqueuse du rectum. A tous les degrés, cette infirmité exempte.

Incontinence des matières stercorales. Motif constant d'exclusion du service.

Fissure à l'anus. Ne peut motiver l'exemption qu'autant qu'elle est très-profonde, de mauvais aspect, et surtout si elle est liée à quelque altération du poumon.

Rétrécissement, tumeur squirrheuse ou cancéreuse du rectum.

Fistules, anus contre nature.

Hypospadias et Epispadias. Fistules urétrales et

vésicales. Quand le sujet peut uriner sans se salir, on l'admet au service.

Rétrécissement de l'urètre.

Les diverses *altérations* de la *prostate,* un *calcul,* une *tumeur* dans l'intérieur de la *vessie,* sont autant de causes rigoureuses d'exclusion.

Paralysie de la vessie. Incontinence d'urine.

Hématurie.

Affection dartreuse du scrotum.

Hydrocèle. Hydrocèle par infiltration.

Cirsocèle. N'exempte qu'autant qu'il y a gêne prononcée dans la marche ou dans l'exercice des autres mouvements.

Varicocèle. Les veines du scrotum sont rarement assez distendues pour gêner au point d'entraîner l'inaptitude au service militaire.

Absence ou altération grave des testicules.

Transpiration fétide. On ne devrait l'admettre comme motif d'exemption qu'autant qu'elle persisterait avec une grande intensité, après qu'on aurait soumis l'individu à des lotions savonneuses.

Affections dartreuses et ulcères des membres. Ces maladies comportent l'exemption, lorsque leur ancienneté et leur opiniâtreté sont dûment constatées, et qu'elles co-existent avec un état cachectique prononcé.

Cicatrices adhérentes. Pour exempter, elles doivent gêner les mouvements.

Varices. Lorsqu'elles s'ajoutent à d'autres signes, même douteux, de quelque autre affection, elles doivent faire pencher vers l'exemption. Très multipliées et volumineuses, elles exemptent également.

Névralgies. Les névralgies habituelles, telles que la sciatique, les douleurs rhumatismales chroniques, maladies faciles à simuler, ne peuvent guère être constatées que par la notoriété publique.

Paralysie des membres. Paralysie saturnine. Tremblement habituel. Contracture.

Courbes défectueuses, dépressions profondes, inégalité, déviation et raccourcissement des membres, fausses articulations, entorses, luxations anciennes, etc.

Engorgements chroniques, tumeurs blanches, hydartroses, fistules osseuses ou articulaires, nécrose, carie, corps mobiles dans les articulations.

Etat cagneux et longueur inégale des membres, périostoses, exostoses.

Doigts ou orteils surnuméraires ou palmés. La gêne manifeste décide l'exemption.

Mutilations des doigts et des orteils. Les *mutilations des doigts et des orteils* rendent impropre au service militaire, quand elles consistent dans la perte totale d'un pouce, d'un gros orteil, d'un doigt indicateur ou de deux autres doigts ou orteils de l'une ou de l'autre main, de l'un ou l'autre pied : dans la perte partielle du pouce ou du doigt indicateur de la main droite ; dans la perte simultanée de la deuxième et de la dernière phalange d'un doigt de l'une ou de l'autre main, ou de toutes les dernières phalanges d'une main ou d'un pied.

Pieds plats et pieds déviés. — Les pieds simplement plats ne gênent pas la marche et ne doivent pas constituer un cas d'exemption du service militaire; les pieds plats et déviés sont toujours, au contraire, incompatibles avec ce service. Dans le pied plat et dévié, la malléole interne descend très bas, fait saillie, l'astragale est inclinée en dedans, et l'axe de la jambe ne tombe pas exactement sur le centre du pied.

Direction vicieuse des orteils, chevauchement. — Pour peu que la déviation soit ancienne, les surfaces articulaires elles-mêmes ont changé de direction et la guérison est à peu près impossible. Il en résulte de la gêne dans la progression, et, par suite, la nécessité d'exempter.

Orteil en marteau. Marcher sur l'ongle. — Cette difformité, bien prononcée, en rendant une longue marche impossible, motive l'exemption.

Ongle incarné.

Faiblesse générale.

Impotence. L'impotence, dans le sens de la loi, doit être considérée comme l'impossibilité, par suite d'infirmités, congéniales ou acquises, de pourvoir à sa propre subsistance et de venir en aide à sa famille.

Ce simple aperçu doit suffire pour permettre aux médecins de donner une appréciation fondée, toutes les fois qu'ils auront à examiner un homme pour savoir s'il est apte au service militaire.

A ce sujet, il reste néanmoins plusieurs observations utiles à faire. Le paysan croit à l'efficacité du certificat délivré p ar un médecin quelconque, pour se faire exempter du service. Une semblable pièce est inutile et inconvenante, en ce sens que les médecins militaires n'ont pas besoin d'être éclairés dans une question qu'ils connaissent mieux que les médecins civils; elle pourrait nuire à celui qui la donnerait, par le motif qu'elle serait préventivement considérée comme le fruit d'une simple complaisance ; enfin, en parvenant au bureau du conseil de révision, elle produirait un très mauvais effet sur ses membres, et principalement sur le Préfet, dont la colère n'est pas à dédaigner.

En pareille matière, le médecin civil doit se borner à donner son avis. Par conséquent, il n'a pas besoin d'être profondément versé dans la question très compliquée des cas de simulation et de dissimulation. Du moment où les individus qui demandent la visite apprennent qu'ils n'obtiendront aucune attestation écrite, ils n'ont plus la pensée d'alléguer aucune infirmité pour se soustraire au service, ou de dissimuler les imperfections qui pourraient motiver leur exclusion.

Quoi qu'il en soit, il est rarement possible de donner une opinion absolue, de garantir qu'un sujet sera admis ou refusé, parce que, tandis que d'une part la réunion de plusieurs infirmités légères peut entraîner l'exemption, il est commun d'autre part de voir les médecins militaires différer d'avis dans un cas donné. Il faut donc que les médecins civils préalablement consultés mettent une grande réserve dans leur pronostic, avec d'autant plus de raison que l'instruction du conseil de santé, suivant ses propres expressions,

« ne constitue pas un Code de prescriptions formelles;
mais les indications qu'elle présente, combinées judi-
cieusement avec les résultats de chaque examen indi-
viduel, doivent diriger les officiers de santé et peuvent même concourir à éclairer les diverses autorités
chargées de statuer. »

CONSIDÉRATIONS SOCIALES ET ÉCONOMIQUES.

Lorsqu'un jeune médecin a consciencieusement visité ses malades, quand il a mis tous ses soins et beaucoup de temps au pansement de ses blessés, il croit qu'il a fait pour le mieux et qu'aucun blâme ne saurait l'atteindre. C'est une erreur qu'il importe de détruire. Trop heureux vous seriez si, comme dans les hôpitaux, il suffisait d'être actif et zélé pour échapper à tout reproche. Croyez bien que la connaissance des caractères vous assurera plus de succès qu'une parfaite probité. La Faculté, qui vous a appris le diagnostic et le traitement des maladies, vous a laissé ignorer les errements du public ; et cependant ce sont eux, bien plus que les incertitudes de l'art, qui vous déconcerteront en maintes occasions. Ainsi je suppose qu'on vous appelle pour une fracture simple, sans raccourcissement ni déformation : que ferez-vous ? — C'est facile : j'appliquerai un appareil contentif ; c'est ainsi que cela se pratique à l'Hôtel-Dieu et à la Charité. — Eh bien ! ce procédé, excellent à Paris, est généralement défectueux en province. Revenez à la porte du client, prêtez l'oreille, et vous entendrez les compères et les matrones que vous avez omis d'expulser avant l'opération ; ils sont en train d'enseigner le procédé auquel vous deviez donner la préférence, à savoir, *tirer* sur le membre pour faire *rentrer l'os dans sa gaine.* Ils vous accusent d'inexpérience, et sur leur avis on envoie chercher un plus habile qu'ils ont indiqué. Heureux, dit Phèdre, celui que l'expérience d'autrui rend sage. Sachez donc, au besoin, réduire les fractures en déployant beaucoup de force musculaire, soyez dur, faites crier le malade, torturez-le sans nécessité, et vous passerez pour un homme adroit. Tel est le *secret*, le *don* des rhabilleurs.

Vous, médecin, vous avez prescrit pour une contusion un traitement simple avec lequel vous espérez que cette lésion guérira dans l'espace de huit jours. Le blessé, étonné de voir l'enflure augmenter au deuxième jour, et persuadé que votre prescription est nuisible ou pour le moins inutile, fait venir un rebouteur. Cet illégal concurrent s'empresse de diagnostiquer une luxation, pour plusieurs motifs : 1° le piquant plaisir de dénigrer un médecin ; 2° l'excellente occasion de faire craquer un membre avec une apparente dextérité ; 3° l'avantage de percevoir un salaire proportionné à de laborieuses simagrées. Nonobstant le douloureux massage de l'empirique, la contusion guérit en huit jours, comme vous l'aviez annoncé ; et cette circonstance, qui devrait détromper votre client déserteur, confirmera aux yeux du peuple la supériorité des rhabilleurs. Sur vingt luxations qu'ils réduisent, il n'y en a peut-être pas une vraie. On comprend qu'ils exploitent à leur aise la crédulité publique, parce qu'ils échappent à toute espèce de contrôle : du moment où ils assurent qu'ils ont réduit une luxation, personne ne peut prouver qu'elle n'a pas existé.

A eux le privilège de guérir les fractures, chez les adultes, en dix ou quinze jours. Pourtant j'ai connu un docteur en médecine qui était parvenu à ce degré de prodigieuse habileté ; j'aime à croire que j'ai rencontré une phénoménale exception. Le médecin qui, affranchi de toute pudeur, entrerait franchement dans cette voie d'imposture, ne tarderait pas à acquérir une grande vogue. Témoin un médecin de passage, assurément fort médiocre, qui prétendait guérir toutes les maladies et sollicitait effrontément l'entrée des maisons où il y avait des malades traités par ses confrères. Toutes les fois qu'il cherchait à se faufiler chez une personne, il lui faisait dire qu'il avait fait des études spéciales sur sa maladie, ou qu'il connaissait un onguent *ad hoc*, dont l'effet était certain. Ces audacieuses jongleries excitaient bien la pitié de quelques personnes sensées ; mais elles subjuguaient la masse du peuple. A la vérité, ce merveilleux docteur ne guérissait ni mieux ni plus vite que les autres ; comme eux il perdait une partie de ses malades ; malgré tout, il y avait des âmes crédules qui croyaient à

son infaillibilité et le surnommaient le *sauveur*,
tant il est vrai qu'il existe des gens qui, avec des
yeux tout autour de la tête, n'y verraient pas. On l'a
dit avec raison ; placez une fastueuse étiquette sur
une bouteille d'un crû médiocre ; beaucoup de personnes boiront de confiance et trouveront le liquide
délicieux. De même, qu'un médecin s'attribue hau-
tement du talent, qu'il trouve moyen de narrer dans
toutes les réunions le détail de ses belles cures, et il
se fera des partisans. S'il y a peu de palais capables
de bien déguster les vins, il y a encore moins de
personnes douées des qualités nécessaires pour appré-
cier les médecins.

Celui qui, à l'exemple du médecin que je viens de
signaler, entreprend d'escamoter la confiance du public, s'expose à bien des revers ; quand on en vient à
cette déplorable extrémité, il faut un front d'airain
pour supporter les rebuffades ; et on doit se montrer
décidé à rentrer par la fenêtre quand on a été chassé
par la porte. Alors on réussit, mais ce résultat est
généralement peu durable. Il est impossible de faire
longtemps des merveilles ; quand le médecin le plus
modeste, le moins vantard, a déjà tant de peine
à conserver ses clients, que peut espérer de solide
un babillard effronté ? Exploiter la niaiserie du
peuple, jusqu'à ce qu'il soit blasé, tel est son rôle.
J'ai toujours observé que les médecins de passage
pouvaient rançonner le public sans nuire à leurs successeurs. Exemple : un campagnard a appelé un médecin militaire, à une distance de sept kilomètres ; à

l'issue du traitement, la note est de cent francs pour cinq voyages. Ce client, qui jusqu'alors avait payé aux médecins civils cinq francs par course, se trouve en perte de 75 francs. C'est une dure leçon pour lui, et vous ne le verrez plus s'exposer à un pareil mécompte. En revanche, il mettra de la malice à faire échauder ses voisins; à la première occasion, il leur conseillera de faire venir un étranger qu'ils ne connaissent pas, lequel, obligé d'affréter un voiturin et placé toujours sous l'imminence d'un départ inopiné, ne manquera pas de profiter de la circonstance en frappant une lourde contribution. Loin de moi l'idée d'attaquer le respectable corps des officiers de santé militaires, dont j'ai eu moi-même l'honneur de faire partie. En rendant justice à sa parfaite honorabilité, pourquoi suis-je obligé d'accuser la rapacité de quelques-uns de ses membres! Je n'appartiens pas aux partisans de cette maxime : « Voici l'instant de nous montrer, cachons-nous, » et j'avoue à regret que deux réorganisations successives et de plus en plus avantageuses n'ont pu empêcher certains médecins militaires de se livrer à l'exercice de la médecine d'une manière passionnée, cupide et dégagée de tout esprit de convenance vis-à-vis des médecins civils. Quand tous les médecins sont d'accord pour mettre à l'index celui qui s'écarte des règles d'une bienséance réciproque, lors même qu'il a pour excuse les exigences du pot-au-feu, comment devrons-nous qualifier des docteurs en médecine ayant le grade et la qualité d'officiers français, superbement rétribués d'ailleurs, et qui dérogent jusqu'à dénigrer leurs confrères de la médecine civile pour les supplanter ? Il y a là un vol avec circonstances aggravantes. Que dire d'un médecin-major qui emmène sa femme et ses enfants chez ses clients de la campagne, assez habile pour se faire offrir une agréable collation, sans préjudice pour les honoraires, et assez coutumier du fait pour donner la désignation caractéristique de *visites sèches* à celles que ne couronnait pas un goûter champêtre !

Que les médecins militaires traitent des malades dans la population civile, rien de mieux ; les médecins civils ne laissent pas que d'être appelés par les officiers et leurs femmes, depuis le sous-lieutenant jusqu'au colonel ; nous savons tous qu'on aime préférablement ce qu'on n'a pas. Aussi bien quand les médecins militaires traiteront des particuliers, l'humanité y gagnera, et ils augmenteront au profit de l'armée la somme de leur expérience. Mais qu'on leur laisse assez de loisir pour faire de la clientèle non plus accidentellement, mais d'une manière suivie avec une sorte d'ardeur fiévreuse et un esprit de concurrence non dissimulé, c'est là une circonstance regrettable. Qu'on soumette à la patente ceux qui reçoivent de l'argent, ou plutôt qu'on leur défende d'en recevoir, et que tout médecin militaire convaincu de brocanter ses loisirs soit privé des tours au choix, et on accomplira un acte de justice vis-à-vis des médecins civils, en même temps qu'on mettra la dignité du corps des officiers de santé militaires à l'abri de toute maculation.

Le charlatanisme est la plaie la plus grave de la médecine, et quoi qu'on fasse, il survivra à toutes les pour-
suites dont il est l'objet, parcequ'il est favorisé par les
instincts de la société. *Vulgus decipi vult.* Quand
même les amorces du charlatanisme sont étalées sans
artifice, les braves bourgeois y mordent avec empressement. Pour être efficaces, les lois qui proscrivent
l'exercice illégal de la médecine devraient pouvoir
atteindre et punir la mobilité de l'esprit humain. En
effet, quelque nombreux, quelque habiles que soient
les médecins dans une localité, leur science ne sera
jamais assez grande et leur nombre assez étendu pour
satisfaire les caprices du public. Nous rencontrons
tous, dans les diverses fonctions qui nous sont confiées, cet esprit de vagabondage : médecins des hos-
pices, médecins cantonaux, médecins de la douane ou
médecins des sociétés de secours mutuels, nous consta-
tons inévitablement dans le personnel confié à nos soins
des infidélités qui dépendent rarement de notre caractère personnel ; on s'affranchit presque toujours pour
le seul plaisir de faire acte d'indépendance, et il est assez commun qu'un caprice de retour ramène les dé-
serteurs dans le camp.

Toutes les fois que le ministère public soutient une
accusation d'exercice illégal de la médecine, on peut
l'entendre proclamer l'insuffisance de la législation
sur cette matière, et appeler de tous ses vœux une
réforme du code pénal plus propre à intimider les délin-
quants. Tandis que la loi protège le commerce, les
arts et l'industrie, elle abandonne les professions li-

bérales; tandis qu'elle garantit les brevets contre la concurrence, elle se prive des moyens de faire respec-ter le diplôme du médecin. En vérité, l'exercice illégal de la médecine est si répandu et la plupart du temps si peu inquiété, que les médecins étonnés se demandent avec amertume s'il n'eût pas été plus simple d'exercer sans diplôme et sans patente. Il y a près d'un siècle que Gilibert écrivait ces lignes:

« Chaque village a sa sage-femme qui sous prétexte qu'elle a aidé la nature dans quelques accouchements, se croit au moins en droit de traiter, aussi bien qu'un médecin les maladies des femmes et des enfants.

« Questionnez les pasteurs, ils vous avoueront qu'ils médicamentent sans scrupule leurs paroissiens.

« Les droguistes ne se contentent pas de vendre leurs mauvais remèdes d'après la prescription des médecins, ils prétendent à l'exercice de la médecine. Parce qu'ils ont acquis le coup-d'œil des drogues, parce qu'ils distinguent la manne de la rhubarbe, ils s'imaginent tous, eux, leurs femmes, leurs enfants, leurs commis, en savoir autant que les plus célèbres médecins. Ils ne balancent pas à réformer leurs ordonnances; vous disent effrontément qu'on a eu tort de vous prescrire telle drogue, qu'elle vous échauffera, qu'ils vont en substituer une autre qui vous fera un bien infini. Ils vous persuaderont qu'il faut prendre un autre remède; ils vous raconteront les cures merveilleuses qu'ils ont opérées. J'ai souvent joui de ce plaisant spectacle; j'ai vu des droguistes décider, de dessus leur banque, du mérite des médecins; dire:

Un tel ne fait rien, adressez-vous à un tel, c'est un grand homme, il a guéri tous ceux qu'il a traités. Notez qu'ils vantent toujours les médecins qui leur font vendre le plus de drogues. Le peuple croit bonnement qu'un homme qui manie tous les jours des drogues en connaît les vertus ; et comme pour lui, connaître les vertus d'un remède et savoir l'ordonner à propos, c'est la même chose, il livre sa confiance aux droguistes, il les consulte dans toute les occasions. Pour eux, ils lui vendent leurs drogues avec une tranquillité extraordinaire ; peu inquiets des suites funestes de leur brigandage, ils n'ont aucun souci des remèdes, pourvu que l'argent tombe abondamment dans le bassin de leur balance. »

Cette consciencieuse énumération de Gilibert justifierait cette définition célèbre de Guy Patin, au sujet du pharmacien : « *animal benefaciens partes et lucrans mirabiliter.*»

Nous voyons aujourd'hui les sages-femmes prescrire sur des chiffons de papier que certaines ont l'impudence de signer, de l'eau d'anum (laudanum), de l'ordure de potassium (iodure), du sulfate des Indes (de zinc). des pilules ferrailleuses (ferrugineuses), de la mitraille d'argent (nitrate). etc. etc. Il y en a qui, à force de droguer impunément (au point de vue légal, non physiologique,) finissent par se croire capables ; lorsqu'elles sont arrivées à ce point de fanatique aveuglement, elles perdent toute déférence envers les médecins ; loin de leur savoir gré de fermer les yeux sur leurs empiétements, elles leur font une concurrence armée de calomnies; elles les traitent comme des compétiteurs incapables, et si on les écoutait, on interdirait tous les médecins.

La grande manie des sages-femmes consiste à saigner, et pour cause. J'ai vu une femme à qui elles avaient fait 30 saignées en seize années, pendant lesquelles elle eut douze enfants. Lorsqu'elle vint me dire qu'on voulait faire la trente-unième saignée, je m'empressai de lui prescrire du fer et les accessoires.

A l'égard de MM. les Curés, qui nous font une rudeconcurrence, la question change d'aspect. Nous trouvons chez eux, sauf de rares exceptions, le désintéressement le plus louable ; soulager l'humanité est une action qui tombe naturellement dans l'esprit de leur ministère. C'est un devoir et une satisfaction de payer un juste tribut d'éloges à leur générosité. Si un malade a besoin d'un bouillon ou d'une bonne bouteille de vin, nous l'envoyons chez le curé ; si la gravité de son état exige des soins assidus, c'est le curé que nous prions d'en accepter la surveillance ; si le malade est dans une résidence éloignée, si nous désirons épargner ses chétives ressources , c'est encore le curé qui veut bien noter les symptômes et correspondre avec nous ; si enfin une épidémie sévit sur sa paroisse, nous trouvons le curé au poste le plus périlleux, visitant jour et nuit les malades, bravant les miasmes, coopérant au secours matériel de la médecine et soutenant le moral des malades.

A la faveur de cet hommage rendu à leur dévouement, je me permettrai de faire observer à **MM.** les ecclésiastiques que bon nombre d'entre eux se laissent emporter par leur zèle ; du traitement des indispositions légères, ils passent sans effroi à celui des maladies graves. *Puisque vous êtes là*, me dit un jour un bon curé, venez voir *mes malades*. Dans le nombre il y avait une femme dont l'état l'alarmait ; voyez cet érisypèle, me dit-il ; je ne comprends pas pourquoi la malade s'affaisse aussi fort quand les symptômes, de la maladie semblent décliner. Je lui répondis de suite : *latet anguis in herba* ; et en appliquant l'oreille sur le thorax, j'entendis immédiatement un énorme souffle tubaire dans les deux poumons. L'infortunée mourut le lendemain. Cet événement n'a pas paru impressionner mon illicite confrère ; il continue de voir tous les jours *ses malades*.

Avouez-le sans détours, estimables théologiens, il y a dans quelque recoin de votre amour-propre l'ambition de passer pour la Providence de vos paroisses. Pour vous punir, je vous citerai un propos fort judicieux de l'un de vous, homme généreux, distingué et prudent : il est à remarquer, me disait-il, que ce sont précisément les curés les plus b.... qui se mêlent de faire de la médecine.

Cette observation n'est que trop juste ; les intelligences bornées seront toujours les dernières à saisir les difficultés de l'art, et un curé véritablement loyal dédaigne d'acquérir une banale popularité en trompant la bonne foi ou en secondant à dessein l'avarice de ses paroissiens. Aussi nous remarquons avec peine

que dans un tiers au moins des villages le curé est le
parrain de toutes les maladies; c'est lui qui les tient
sur les fonds de baptême, et on ne pense à nous confier le poupon que quand il a pris de l'embonpoint.

Quant à MM. les pharmaciens, il faut désespérer
de les corriger, à moins de les détruire, s'il faut en
croire une doctrine révolutionnaire publiée dans l'*U-
nion médicale* (tome XI, n⁰ 65), et dont voici un extrait:

« Ce n'est ni le charlatanisme, ni l'homœpathie,
ni les somnambules, ni ceci, ni cela qui fait le malheur
du médecin, c'est le pharmacien.

Le pharmacien est une anomalie, une inutilité, une
superfétation dans la société.

Tout médecin devrait être son pharmacien à lui-
même. La médecine complétée aujourd'hui par le
pharmacien est une chose irrationnelle et absurde.

Le pharmacien est fatalement entraîné à empiéter
sur le médecin. Dans les petites villes et dans les campagnes, il fait autant de médecine que le médecin.

Dans l'opinion publique, qui est plus logique que
la loi, il n'y a aucune distinction entre le médecin et
le pharmacien; aussi c'est à celui-ci que le malade
recourt d'abord, tant il lui paraît naturel que celui
qui prépare et vend les remèdes sache aussi les
moyens de s'en servir.

Pour la généralité du public, la médecine, c'est le
remède. Pour le paysan en masse et pour un grand
nombre de bourgeois, le médecin qui ne remet à son
client qu'un petit morceau de papier griffonné, sera
toujours moins considéré, moins *honoré* que le phar-

macien qui donne de bonnes fioles, de gros paquets d'herbes et de poudres, des emplâtres et des sirops. Le médecin ne représente pour lui qu'une idée abstraite qui n'entre pas dans son cerveau; le pharmacien, au contraire, est une réalité palpable et qui, en échange de la monnaie, lui rend des marchandises.

Il y a antagonisme fatal et irrémédiable entre le médecin et le pharmacien.

Il est moins singulier qu'un médecin fasse pratiquer une saignée par un chirurgien que de voir ce médecin obligé de faire passer par un pharmacien les médicaments qu'il juge utiles à ses malades. »

L'auteur de ces observations conclut en demandant purement et simplement la suppression des pharmaciens. Sans contester les inconvénients que pourrait avoir cette mesure, je veux signaler un avantage qui en découlerait pour la sécurité personnelle des médecins. Il arrive quelquefois, j'ai dit pour quelles raisons, que le médecin formule son ordonnance avec distraction, et beaucoup de confrères, en lisant ceci, se rappelleront qu'ils ont eu le malheur d'écrire le mot gramme ou décigramme, à la place d'un autre moins important et qu'ils ont frissonné à la pensée de la bévue qui eût été commise sans l'intervention du pharmacien, qui a cru prudent de faire remarquer l'erreur, avant de se décider à préparer et à livrer le médicament. Or, si le médecin préparait lui-même les remèdes, il ne se tromperait jamais de poids; les écarts de sa plume ne retomberaient pas dans le bassin de sa balance. Il est juste de dire que la plupart des pharmaciens connaissent assez les doses pour être frappés du lapsus qui a pu se glisser dans une recette ; mais on connaît malheureusement trop de circonstances funestes où ils ont exécuté aveuglément des prescriptions erronées.

Moins hardi que l'auteur dont j'ai reproduit la pensée, je demande seulement que le nombre des pharmaciens soit limité proportionnellement aux besoins de la population. Nombreux comme ils le sont aujourd'hui, si les pharmaciens devaient vivre du produit des ordonnances signées par les médecins, ils tomberaient dans la misère. Et si par hasard un pharmacien plus timide que les autres renvoyait les personnes qui viennent pour le consulter, il travaillerait tout bonnement pour ses confrères.

Le pharmacien trouve toujours que les médecins ne prescrivent pas assez. Qu'en résulte-t-il ? Il écoule de son chef la plupart de ses drogues ; il accepte avec empressement les recettes des sages-femmes et les ordonnances que les curés ont copiées dans de vieux bouquins, et dans lesquelles il est quelquefois épouvanté de rencontrer la gomme-gutte, la coloquinte, la morphine, la belladone et le datura. L'officine du plus petit pharmacien est un cabinet de consultation plus fréquenté que celui du docteur le plus célèbre ; on y peut voir à toute heure des personnes étalant leurs infirmités : c'est une jambe nue, une épaule découverte, une bouche entre-bâillée, un œil bandé sur lesquels se porte successivement l'inspection de l'apothicaire-médecin. L'aide pharmacien est là qui reçoit les prescriptions de son maître et délivre ici un collyre, là un gargarisme, plus loin une pommade, tandis qu'ailleurs on donne un coup de lancette sur un abcès, avec accompagnement indispensable d'un onguent pour *tirer* et d'un sirop pour *nettoyer* le sang. Quand le traitement du pharmacien ne réussit pas, et qu'on se décide à consulter un médecin, la recette que celui-ci donne se dirige en droite ligne chez un autre pharmacien, dans la crainte que le premier se formalise (*sic*). *A fortiori* lorsque, chose étonnante mais réelle, un pharmacien visite et traite des malades à domicile, le jour où ses soins paraissent insuffisants, on renonce à la fois à ses visites et à ses fioles.

Tous les médecins constatent avec chagrin l'idée peu avantageuse qu'on se fait de la science médicale dans le peuple. La majorité des habitants de la campagne et beaucoup de personnes de la ville s'imaginent qu'on acquiert l'art de guérir au moyen d'un vulgaire apprentissage, absolument comme on apprend l'état de menuisier. Il leur semble que ceux qui vivent auprès des malades connaissent bientôt les maladies; en conséquence, on ne se contente pas de consulter les pharmaciens et les sages-femmes, on s'adresse aux sœurs, aux infirmiers, et il n'est pas rare de voir un badaud prier la femme du médecin, en l'absence de son mari, de lui faire une prescription.

« Ce n'est point, dit Gilibert, à l'artisan qui est destiné à les vêtir qu'ils s'adressent pour leur chaussure; et dans l'affaire la plus importante, après celle de leur salut, ils se livreront au premier impudent qui est assez effronté pour leur dire: je vous guérirai.»

Lorsque l'on considère la facilité avec laquelle chacun peut faire croire à son talent, à force de se vanter; quand il est notoire qu'en médecine ce sont les personnes étrangères à l'art qui obtiennent le plus facilement de la vogue, il faut bien reconnaître la triste vérité de cette parole de Sydendam : La médecine est l'art de babiller plutôt que l'art de guérir. Un médecin honnête et studieux a suffisamment à faire pour se tenir au niveau de la science et observer ses malades; l'empirique, au contraire, parfaitement dégagé des préoccupations scientifiques, met ses soins à se précautionner de toutes sortes d'appeaux pour prendre le public dans ses filets.

Les gens du monde ont tort de juger les médecins d'après l'écorce, et d'exiger de celui qu'ils choisissent qu'il montre de l'aptitude à toutes choses. Qu'il soit médecin judicieux, le reste importe peu. Ce ne sont pas ses flatteries qui subjugueront la maladie ; loin de là, il est probable que la servilité de son caractère ne pourrait que compromettre l'indépendance du traitement. Les personnes qui déconcertent le médecin à force de vouloir être mieux traitées que les autres n'avancent pas d'une minute l'heure de la guérison.

Le public estime un médecin proportionnellement au nombre et à la qualité de ses malades, et en raison du bruit qu'il fait par l'étalage de ses titres et le secours des prôneurs. Bien des personnes seraient étonnées d'apprendre qu'on peut avoir en médecine une réputation sonnante et manquer de fonds, tandis que le mérite existe souvent sans éclat ni **renommée** pompeuse. Il y a tant de personnes sensées en toutes choses, hormis dans leurs idées sur la médecine et les médecins ; les hommes les plus intelligents, les plus instruits pourraient avec profit méditer ces paroles du spirituel **Réveillé-Pari** se : L'intrigue est si adroite, le mérite si gauche, la fortune si aveugle, le clinquant ressemble tellement à l'or pur, qu'il est bien rare de ne pas s'y méprendre. Tous les jours les gens du monde sont pris au piège du charlatanisme. »

Quand parmi des médecins dont le nombre est supérieur aux besoins de la population, ils hésitent à choisir, comment peuvent ils espérer qu'ils trouveront le remède à leurs maux dans la cervelle à peine débrutie d'une vulgaire matrone ? Par quelle inconséquence s'adressent-ils si volontiers au pharmacien ou à ses aides ? Je me plais à reconnaître la valeur scientifique de MM. les pharmaciens, et je n'ignore pas les secrètes angoisses qui accompagnent le commerce interlope auquel les entraînent les exigences du public. Si quelquefois leur conscience timorée fait appel à la prudence de celui qui a la fantaisie de les consulter, celui-ci les aveugle en louant leurs connaissances, ou les intimide par le fantôme de sa disgrâce. Quoi qu'en dise le consultant, ce n'est pas une confiance spéciale qui l'amène dans l'officine; c'est une mesure d'économie, c'est le désir de trouver en bloc, et à prix réduit, le conseil et le remède; c'est encore, et trop souvent, l'espoir de ne mettre qu'une personne dans la confidence de son mal. Ce mal, qu'il est inutile de nommer, et qui forme pour beaucoup de pharmaciens la source d'une clientèle considérable, les oblige à avoir une *porte de derrière*.

A bien calculer, la plus grande économie consiste à appeler de suite un médecin. A leur début les maladies sont appelées des indispositions, et c'est ordinairement sous cette rubrique qu'on les présente aux pseudo-médecins. Quand les symptômes deviennent intenses, quand la maladie a pris domicile, on la confie au médecin, qui n'est plus à même de la faire avorter. Il en résulte souvent, au lieu d'un court traitement, une médication prolongée, et, dans tous les cas, une aggravation des mauvaises chances.

Il y a un charlatanisme honnête et permis dont le médecin peut user dans l'intérêt de son client. Je m'explique.

Il n'y a pas de médecine sans charlatanisme. Les médecins même qui s'en effarouchent le plus le pratiquent à leur insu et pour le grand bien de leurs clients. En effet, le vulgaire, plein de préjugés, en est surtout surchargé et comme ballonné, en ce qui concerne la médecine. Or, pour s'insinuer dans la confiance du malade, pour déjouer ses erreurs et les opinions envahissantes de ses parents et du commérage qui parvient à son chevet, en dépit des ordres du médecin; en un mot, pour faire prévaloir les idées de celui-ci sans choquer cet aréopage ignare et prétentieux qui menace de le déborder; pour bannir à coup sûr et sans danger la tisane de la tante, la pommade de la cousine, le baume du voisin, que de détours, que de théories inédites, que de concessions apparentes et d'éloges immérités dont l'ensemble constitue de toutes pièces un charlatanisme avouable ! Dans les maladies chroniques, le malade impatient tend à changer de médecin, genre de mesure qui n'est généralement pas propre à accélérer la guérison ; or, qu'est-ce qui fixera cet esprit inquiet et ranimera un courage défaillant, si ce n'est l'emploi de ces petits moyens qu'on appelle le charlatanisme ?

Le charlatanisme est partout ; dans le commerce, au barreau, à la tribune, etc. On le rencontre chez les grands comme dans le peuple, dans l'opulence, dans la médiocrité, dans l'indigence..., et nécessairement dans la médecine.

Le charlatanisme est donc une nécessité dans la profession médicale ; autant son abus est déshonorant pour le médecin, autant son absence est préjudiciable au malade. Il est à regretter que les facultés de médecine n'enseignent pas, comme complément d'études, les mœurs des clients avec les nuances qu'elles comportent aux divers échelons de la société. Les écueils de la pratique y seraient décelés comme des entités morbides dont il y aurait à étudier la nature et le traitement.

Ce ne serait pas trop que le jeune médecin apprît d'avance à échapper le plus possible aux coups de la critique. Les uns veulent lui trouver un extérieur grave, d'autres aiment un air enjoué ; certains voudraient que chaque visite fût assaisonnée d'anecdotes piquantes ; le plus grand nombre exige des dissertations médicales. Il y a des personnes qui réclament avant tout de l'élégance; c'est beaucoup demander à des hommes scientifiques, mais les prôneuses sont à cet égard d'une exigence impitoyable. Il est de fait que les gants frais, la canne à pomme d'or ciselée et les oripeaux de toutes sortes ne sont pas sans influence, sinon sur la maladie, du moins sur l'esprit du malade, et principalement sur l'imagination du public.

Les érudits se feront un plaisir de vous citer malicieusement cet apophtegme suranné : *invidia medicorum pessima.* La jalousie des médecins peut être des plus regrettables, mais elle n'est pas la plus vive. Aujourd'hui chacun cherche à abaisser son voisin pour monter sur ses épaules; chacun traverse la foule à coups de coude; on a hâte d'arriver et d'être toujours le premier : la fin, dit Lafontaine, justifie les moyens. En se jalousant, les médecins se mettent simplement à la mode, et ils font peut-être acte de condescendance vis-à-vis leurs clients, qui ne savent quels moyens inventer pour surexciter leur amour-propre. S'il est vrai que beaucoup de médecins, pour ne pas dire tous, semblent prendre plaisir à se montrer d'un avis opposé à celui de leurs confrères, il faut dire, pour leur justification, qu'ils découvrent chez ceux qui les consultent une sorte de provocation à cette fâcheuse dissidence. Hélas ! la contradiction n'existe que trop dans les faits, dans la nature même des maladies, et les médecins n'ont pas besoin d'en faire naître l'occasion. Quand Hippocrate a prescrit une potion de nuance rouge, si Gallien en prescrit une de couleur blanche, le public est persuadé qu'ils ne sont pas d'accord.

Ce qu'on pourrait reprocher aux médecins, c'est moins la divergence de leurs avis que le peu de propension qu'ils manifestent à défendre leurs confrères contre les injustices du public.On s'étonne *a priori* de tant d'égoïsme dans une profession plus capable qu'aucune de développer les sentiments de l'homme et d'attendrir son cœur. Cependant cette disposition fâcheuse ne s'explique que trop par la rivalité des intérêts. Une bonne confraternité médicale, c'est-à-dire un commerce d'intimité sans jalousie, sans autre émulation que celle de la science, n'existera entre les médecins que quand une sage organisation les aura affranchis des soucis de l'existence matérielle. Tant que les médecins seront répartis sur le territoire de la France d'une manière inégale, presque toujours hors de proportion avec les éléments d'une rémunération convenable, ils continueront de justifier, par une lutte de tous les jours aussi inévitable que les besoins qui la font naître, la vérité de cet axiome : *Medicus Medico lupus.*

Le principe de cette fatale rivalité n'est pas dans le cœur des médecins. Ce qui le prouve, c'est qu'à leur début les jeunes médecins sont essentiellement bons, communicatifs, pleins de confiance dans les sentiments de leurs confrères. Dans notre profession, les exemples de désintéressement et de bonne confraternité viennent plus souvent d'en bas que d'en haut. En avançant dans sa carrière, le médecin devient indifférent au sort de ses semblables; les picoteries de la vie journalière le rendent égoïste et méfiant. Je conjure mes jeunes confrères, au nom de leur avenir et de leur bonheur, de ne pas se laisser abattre par les désagréments qui les attendent. Avec un peu de philosophie, on trouve aisément le moyen de se consoler. En bonne conscience, depuis longtemps je trouve que les reproches qu'on est toujours prêt à nous adresser de toutes parts ne méritent pas de nous chagriner. Les récriminations procèdent le plus souvent d'un d'un caractère aigri par la douleur. En accordant une juste indulgence à celui qui souffre, nous avons le droit d'énumérer les aspérités de l'art, ses perplexités conjecturales, ainsi que l'esprit de patience avec lequel le médecin supporte l'aspect des infirmités physiques et le contact du moral superstitieux de son client. Cette exhibition faite à propos a le don de nous ramener les imaginations les plus turbulentes, et c'est la manière la plus convenable de rappeler les malades au sentiment de l'équité. Le rôle de malade n'est pas seulement douloureux au physique; il est souvent difficile au moral, quelquefois insoutenable. L'indiscrétion des visiteurs le fatigue, la bigarrure de leurs avis le trouble. Les plus imprudents sont ceux qui proposent leur médecin; tenter d'ébranler la confiance du malade en son médecin est un acte aussi profane que de calomnier un ministre de la religion. Nous voyons tous les jours des personnes détourner le malade de nos prescriptions dans le seul but de se donner de l'importance : « Quoi ! On va vous appliquer des sangsues, à vous si faible ! » « Comment ! le médecin a

prescrit un vésicatoire au creux de l'estomac; infail-
liblement , vous attirerez le sang dans cet organe. »
Souvent les malades eux-mêmes, impatients d'être affranchis du mal, n'ont pas le courage de se décider à
faire quelque chose. — « Docteur, c'est bien en-
nuyeux de mettre des sangsues ! » — « Madame,
voyez si votre mal est plus supportable, et choisissez. »

Les organisations fragiles, avec lesquelles on n'a
pas le choix des moyens, sont celles qui en réclament
le plus impérieusement la variété. Toutes les fois qu'on
nous demande un moyen nouveau, nous avons à faire
une prescription insignifiante appuyée par de bonnes
paroles. Un des effets les plus salutaires de la médecine est de guérir la terreur. La peur est un puissant
auxiliaire de la maladie; calmer une imagination trou-
blée, chasser le fantôme de la mort qui obsède le lit du
malade, reconstituer en quelque sorte le sentiment de
l'existence, tel est souvent le premier devoir du médecin. Cette mission est non seulement importante;
elle est sublime, si l'on envisage la persévérance et
l'abnégation auxquelles son accomplissement est su-
bordonné; il faut au médecin une âme de diamant
pour la poursuivre sans hésitation au sein de l'erreur
et de l'ingratitude. Il y a, en effet, des caractères tellement mauvais, que le médecin ne peut s'accorder
avec eux qu'à force d'être bon, en raison de cette vérité mathématique : les extrêmes se touchent. Plus
communément l'homme de l'art est aux prises avec
des esprits tellement petits qu'il est obligé d'élever
encore le sien pour les supporter : le triomphe de la

raison est de bien vivre avec ceux qui n'en ont pas.

Quoi qu'il en soit, cette lutte morale qui domine dans l'existence du médecin le fait vieillir prématurément. Les médecins de la campagne sont plus sujets aux rhumatismes, ceux de la ville aux névralgies. Ces derniers vivent dans l'abondance des émotions; leur vie est une sorte d'orage continu. Leurs confrères qui exercent dans la population rurale ont le privilége de digérer et de dormir paisiblement. J'ai vu bien peu de médecins de la ville qui ne fussent plus ou moins surexcités par les tracasseries de la profession; je n'en excepte que certaines natures indifférentes sur lesquelles les émotions glissent comme la pluie sur le dos des canards.

Le médecin de ville qui veut réussir est fatalement condamné au vide de l'existence des salons, au respect et à l'observation de modes ridicules auxquelles il doit obéir sous peine d'encourir un blâme de grossièreté et d'impolitesse. Le type du médecin du monde est un homme galantin, bien planté, droit comme un I et souple comme un S, souriant en masse, c'est-à-dire à tout le monde, distribuant d'appétissantes louanges et de sympathiques poignées de main. Un jeune docteur doit danser pour être remarqué des mères de famille et bien venu auprès de leurs demoiselles; il faut qu'il sache allier les jetés-battus et les termes scientifiques, et faire marcher de concert la chorégraphie et la médecine, Terpsychore et Esculape. Dans les salons, le seul moyen pour lui d'être un homme un peu distingué, est peut être de savoir danser. Et en général, en médecine comme dans les autres professions, celui qui veut parvenir s'attache à caresser les instincts de ses clients. Le grand secret est de plaire, et pour plaire il faut presque inévitablement flatter. La flatterie est un piége qui saute aux yeux de tout le monde, excepté de ceux qu'on destine à y tomber ; l'encens les enivre et leur dérobe le sentiment du vrai. On voit dans le monde des personnes qui ne s'y maintiennent pour ainsi dire qu'en faisant profession de flatter ; le commerce auquel elles se livrent leur donne l'entrée des bonnes maisons, une place à la table des riches, quelquefois une part dans leurs confidences et même de l'autorité sur leurs actions. Si celui dont tu as besoin est monté sur un âne, dit le proverbe arabe, écrie-toi : quel beau cheval vous avez là, monseigneur !

En signalant de mauvais exemples, je n'engage pas les jeunes médecins à les suivre. Mais je ne voudrais pas, en leur inspirant le mépris d'une conduite servile, risquer de les faire tomber dans l'écueil opposé. Si défectueux que soit un client, il lui reste les qualités de ses défauts : il faut taire ses vices et avoir la complaisance de mettre en relief ses qualités, parce que les relations sociales ne peuvent exister qu'à l'aide de concessions réciproques.

Mais celle qui vous coûtera le plus consistera à faire la part des mauvaises langues. Il semble de prime abord qu'on ne pourra jamais se décider à supporter les méchants propos, et en réalité la chose n'est pas trop difficile. Je vois tous les jours des personnes qui sont au mieux, qui se comblent de politesses mutuelles et qui, malgré tout, ne peuvent s'empêcher de se déchirer *a tergo*. Les neuf-dixièmes de ces traits perfides restent inconnus à leurs victimes, et on en rit dans le monde sans que cela diminue la considération à laquelle elles ont droit. Ainsi les bavardages du monde n'ont guère d'importance; ceux-mêmes qui se permettront de vous critiquer ne manqueront pas de vous saluer profondément. La société fourmille de personnes qui ont les dents émoussées à force de mordre; leurs calomnies quelquefois spirituelles n'ont pas d'autre effet que de produire une certaine hilarité dans le cercle de leurs auditeurs. Il y a dans l'esprit et le cœur de l'homme, bien plus encore dans ceux de la femme du monde un instinct exagéré d'égalité qui les porte à déblatérer contre des personnes qui n'ont qu'un tort, celui d'être dans une position plus avantageuse. On ne se donne pas la peine d'attaquer de pauvres hères. Toutes les fois qu'on viendra vous apprendre qu'un tel dit du mal de vous, je gage que vous pourrez en toute justice faire cette réponse : tant mieux ! Je me croirais compromis s'il faisait mon éloge.

Cette ambition, ce besoin de primer, sont le fruit de l'éducation toute de rivalité qu'on donne à la jeunesse. Il ne suffit pas que l'homme soit naturellement envieux; il faut qu'on l'excite dès le jeune âge à dépasser autrui; ses parents, ses maîtres s'efforcent de le placer au dessus de ses amis; et quand ce jeune amour-propre qu'ils ont fait fermenter et bouillonner se trouve déçu dans son ambition, il souffre d'être au second rang; l'inexorable jalousie s'empare de son cœur et lui prépare les plus vives peines. Impuissant à égaler un tel qu'on lui propose toujours pour modèle, et fatigué de voir les succès de son rival engendrer les constantes récriminations de ses parents, il finit par le haïr. Les parents seraient bien plus raisonnables s'ils pouvaient se résoudre à voir leurs enfants dans une honnête médiocrité ; ce n'est pas assez que leur fils soit un bon su et, studieux et zélé ; il faut qu'il brille, qu'il éclipse ses camarades. Les effets de cette funeste éducation sont souvent indélébiles ; un enfant qu'on éperonne aussi sottement pendant sa vie scolastique deviendra aisément un confrère jaloux, qu'il appartienne aux emplois publics, à l'armée, au barreau ou à la médecine.

En principe, la médecine est une carrière indépendante. Cependant, l'indépendance des médecins est comme la liberté des peuples, c'est-à-dire stable à la faveur de l'usage modéré qu'ils en font. Un médecin qui dans l'exercice de son art refuserait constamment de se prêter aux caprices de la clientèle finirait par compromettre l'équilibre de sa position. Toutefois, il faut être sobre de ces concessions qui tendent à enchaîner notre liberté ; un médecin obséquieux s'expose à être traité avec hauteur, voire avec dédain. Celui qui a pris le parti d'être toujours de l'avis de ses clients n'a plus l'autorité nécessaire pour imposer les mesures que leur santé commande. Pourquoi redouter par dessus tout d'être d'un avis contraire à celui des autres? Pourquoi plier toujours comme le roseau, quand on a pour soi la force morale ? On ne se tue pas toujours dans le duel de la controverse ; là, comme sur le terrain, les balles de plomb sont souvent en liége, et quelquefois il n'y en a pas du tout. D'ailleurs, toute la prudence du médecin n'empêchera pas que sa clientèle soit soumise à un flux et reflux continuel ; tandis que les uns le quittent, d'autres abandonnent ses confrères, en sorte que nous sommes tous co-héritiers perpétuels de cette masse caméléonienne qu'on nomme le public. Il y a des exemples d'inconstance produits dans des conditions si honorables pour la médecine qu'il suffirait de les raconter pour venger les médecins de toutes les infidélités passées et futures. Ainsi, dans un cas particulier, une fille unique est à l'agonie, le médecin a prédit sa mort prochaine, le clergé a dit les prières suprêmes, les domestiques sont partis pour annoncer dans la famille l'affreuse catastrophe.... Dans ce moment de délirante douleur, le médecin imagine un moyen extrême, et parvient, au prix de son sommeil et de son repos, à soustraire cette victime à la mort. Tableau : explosion de joie, transport d'une reconnaissance éternelle qui dura...... un an.

Il y a donc une espèce de clients qui craignent le fardeau d'une reconnaissance accumulée ! Ils ne s'exposeraient pas à devoir deux fois la vie au même médecin ! ! Passons. —

J'ai cherché à démontrer que le talent médical de l'homme de l'art contribue médiocrement à ses succès ; j'ai soutenu cette assertion désespérante que sa probité sert mieux sa conscience que ses intérêts. En revanche, l'harmonie des proportions physiques, la hauteur de la stature, l'ampleur de son volume le prédestinent à la confiance du public. Celui-ci, condamné fatalement à ne voir que la superficie des choses et des hommes, subordonne le mérite du médecin à l'impression physique qu'il en reçoit; pour un homme du peuple, un gros médecin est évidemment capable, un docteur ayant la taille d'un tambour-major a nécessairement de grandes connaissances, et en général la force physique implique la force intellectuelle. **De** même, un médecin militaire. pourvu des insignes de son grade et orné du brillant caducée représente un échantillon irrécusable de la science médicale qu'il honorera de sa préférence. La médecine civile manque de solennité; si chacun de nous était précédé d'un huissier ou d'un bedeau; si nous faisions de la médecine en robe noire, le public serait plus respectueux envers les médecins, même quand ils auraient dormi pendant la visite. C'est une vérité reconnue par les médecins.

Tous les charlatans connaissent et mettent à profit l'influence des oripeaux sur les masses. Quand dans un cabinet de consultation, je vois étalés avec art, squelettes, fœtus dans l'alcool, pièces anatomiques et minéralogiques, préparations botaniques, livres et bouquins, baromètres, thermomètres, hygromètres, pile de Volta, instruments de chirurgie et d'obstétrique, peaux de tigre et de chacal, velours et broderies; quand je vois tout cela ostensiblement exhibé, mon confrère est jugé; pour moi c'est un homme qui espère paraître grand à la faveur des illusions d'optique. Ce n'est pas

que je conseille aux jeunes médecins de se blottir sous
a ramée, comme de timides violettes; mais il est utile
de leur apprendre qu'il ne suffit pas de monter sur
les tréteaux pour devenir célèbres. Dans un opuscule
intitulé : *Le charlatanisme ou véritables moyens de
parvenir dans la pratique de la médecine*, je trouve
ce passage: « Nos jeunes docteurs qui, désirent sincèrement parvenir doivent aujourd'hui être pleins de
grâce et d'élégance, avoir le ton patelin, le sourire
romantique ; en un mot, être les Dorats de la Faculté. »
Il y a là du vrai ; mais combien de nos jeunes confrères se rendraient simplement ridicules en voulant
copier ce modèle. Des manières affables mais simples, un ton naturel, une humeur agréable sans frivo-
lité, me paraissent plus à la portée de chacun, ainsi
qu'au goût de tout le monde. Un médecin qui se pré-
sentera dans ces conditions ne jettera point d'éclat,
mais il aura des chances d'établir une clientèle solide
et durable.

Il y a des médecins qui ont le mauvais goût de ba-
varder comme des sages-femmes ; rien de plus fati-
gant pour le malade : *medicus loquax ægro alter
morbus*. Dans ce déluge de mots se glisse volontiers
la nomenclature de leurs cures magnifiques et une
étrange prodigalité de mensonges débités comme
pour prouver qu'ils prennent à la lettre ces paroles
« *mendacium medicis concedendum esse* ».

Je reprends. Tous les procédés qu'adopte le charlatanisme ne seraient pas sans inconvénients entre les
mains d'un médecin honnête qui voudrait les em-

ployer, entraîné par de mauvais conseils ou de funestes exemples. Tout le monde n'a pas l'imperturbable aplomb, l'absence de pudeur et la déloyauté qui sont indispensables à leur réussite. S'il est vrai que

L'ignorant qui se vante est toujours préféré
Au savant trop modeste et qui vit ignoré,

il n'est pas moins constant que la modestie met à l'abri des envieux, classe de gens qui peuvent nuire extraordinairement.

Je plains les médecins assez peu satisfaits de leur clientèle ou assez insatiables pour recourir aux petites ruses du métier, comme de se faire appeler par un messager essoufflé quand on est en réunion, de faire ses visites au pas de course, d'éviter les promenades sur les places publiques, dans la crainte de paraître inoccupé. Laissons toutes ces misères aux corsaires de la profession, à ces hommes avides, toujours prêts à faire litière de leur repos au profit de leur escarcelle.

J'ai connu un médecin qui jeta un verre d'eau à la tête de son malade, en imitation de certaines célébrités médicales. Le résultat fut surprenant.... pour notre confrère, qui fut banni à jamais par son morose client. Avis aux amateurs !

Rien ne devrait être plus profitable aux médecins que de se réunir en consultation toutes les fois qu'une maladie est grave. Les confrères appelés devraient presque toujours se borner à porter une partie du poids de la responsabilité et à raffermir la confiance du malade. Dans les cas où il y aurait une dissidence d'opinions, on devrait la masquer soigneusement. Les choses sont loin de se passer ainsi. D'abord les médecins ont généralement le tort de disserter *coram populo* ; lors même qu'ils sont d'accord sur le diagnostic, le traitement est presque toujours l'objet de propositions et de contre-propositions que l'on prend habituellement pour des signes de divergence. Ensuite, il y a des médecins qui ont assez peu de tact ou de modestie pour émettre leur pensée sous une forme impérieuse qui peut mettre leur confrère dans l'alternative de céder contre sa conviction ou d'engager devant le malade une polémique regrettable. Conférer à l'écart et rapporter la décision prise en commun, tel devait être invariablement le procédé mis en usage.

J'établis en principe que l'adjonction d'un collègue ne peut guère nuire, encore bien que j'aie souvent observé que le médecin traitant avait l'opinion la mieux fondée, par suite de l'expérience du tempérament du malade. J'ajoute que cette accession d'un second médecin est rarement indispensable. Ceci posé, je déclare que la plupart du temps, lorsque deux ou plusieurs médecins sont réunis pour examiner un malade, l'attitude de celui-ci et des siens est trop fréquemment inconvenante à l'égard du médecin traitant. Cet homme de l'art qu'ils ont choisi, auquel ils ont depuis le début de la maladie accordé leur confiance, leur docilité et leurs prévenances, lui qu'ils ont jusqu'alors religieusement écouté, tout à coup ils le dépossèdent de leur attention et de leur obéissance. Ils se plaisent en quelque sorte à faire le vide autour de lui; un autre sous ses yeux subit l'assaut de leur confiance exclusive, et, érigé en arbitre suprême, devra prononcer sur la valeur et l'opportunité du traitement institué par son confrère. Devenus subitement défiants envers leur médecin ordinaire, ils font trop d'honneur au médecin consultant; ils oublient que les opinions de ce dernier sont passibles de controverse, et il est sûr d'avance d'avoir raison à leurs yeux. Il faut dire que les médecins appelés en consultation n'abusent pas souvent de cette situation trop facile; l'occasion s'offre bientôt pour user de représailles envers ceux qui font un écart de ce genre.

Ainsi que je l'ai dit, les consultations ont le plus souvent lieu par devant des témoins qui ne manquent pas d'interpréter à faux les expressions qui frappent leurs oreilles : d'où il résulte que si le malade guérit, on affirme que la consultation a sauvé ses jours, et que s'il meurt, c'est parcequ'on a consulté trop tard. Aussi tous les médecins peuvent remarquer que la consultation est fréquemment le point de départ d'une infidélité. Pour celui qui met tous ses soins à ne rien dire qui puisse discréditer son confrère, rien n'est plus désobligeant que d'être appelé à supplanter ce dernier, qui sera toujours, quoi qu'on fasse, tenté de croire qu'on y a mis plus que de la bonne volonté.

Chez nos clients le désir d'une consultation naît brusquement; il est communément la conséquence d'un commérage qui s'est fait au chevet du malade dans l'intervalle de deux visites. Depuis huit jours vous traitez une pneumonie ou quelque autre affection qui ne vons embarrasse ni ne vous inquiète. Jusqu'alors tout s'est passé tranquillement, les parents du malade ont fidèlement suivi vos prescriptions ; ils ont montré de la confiance en même temps que du bon vouloir. Tout-à-coup ils semblent comme piqués de la tarentule, ils arrivent haletants en demandant l'adjonction d'un second médecin dans le plus bref délai. Si vous êtes absent, ils trépignent jusqu'à votre retour, et quand vous arrivez, ils vous enveloppent, vous pressent sans répit et vous enlèvent pour vous amener en présence du contrôleur qu'ils ont choisi. Je reconnais qu'ils n'ont pas l'intention de vous blesser ; mais on leur a fait perdre la tramontane, et ils ne s'aperçoivent pas qu'il y a quelque chose d'outrageant dans la manière dont ils manifestent et accomplissent leurs désirs. Une personne me priait de me réunir à son médecin ; j'avais fixé le rendez-vous à 6 heures, et l'on cherchait toutes sortes de raisons pour qu'il eût lieu à 5 heures. — Croyez-vous, madame, que cette différence d'une heure me permettrait de guérir aujourd'hui même un malade que mon confrère traite depuis huit jours ? Ou bien vous avez en moi une confiance non justifiée, ou bien vous lui en accordez moins qu'il mérite. — La réplique fut comme toujours celle-ci : — Il y a plus dans deux têtes que dans une. — Cette parole sort plus spécialement de la bouche du paysan. Quand sa voiture est enfoncée dans l'ornière, il amène un cheval de renfort. D'après la même nature d'idées, quand la maladie ne guérit pas assez vite, il appelle un second médecin, même un troisième, pour donner ce qu'il nomme un coup d'épaule. Il y a beaucoup de citadins qui sont paysans sous ce rapport; dans le cours d'une maladie quelconque ils s'imaginent qu'Hérophyle connaît des moyens inconnus à Asclépiade. Quand le diagnostic est bien établi, le traitement est facile. *Qui benè judicat, benè sanat.*

Si à la suite des consultations il est commun d'entendre dire que le médecin traitant avait fait erreur, cela tient ordinairement, comme je l'ai dit, aux fausses interprétations des clients; quelquefois cependant, il faut bien le confesser, c'est une justification de cette pénible sentence : *medicus medico lupus.* Un médecin ne remplit que la moitié de son devoir quand il s'abstient simplement de critiquer le traitement de son confrère; il faut qu'il évite scrupuleusement toute parole, tout geste, toute expression de physionomie qui peut faire soupçonner une censure quelconque. Faire la consultation à huis clos, éviter toute marque de désapprobation; telle est rigoureusement la conduite qu'il faut tenir. J'ajoute que pour être parfaitement convenable, le médecin consultant, quelles que soient ses allures habituelles auprès des malades, doit dans cette circonstance exceptionnelle être sobre de manières et abdiquer tout système de cajoleries. Précisément parce qu'on l'honore d'une multitude de questions et d'une déférence toute spéciale, il s'efforcera, s'il a du tact et du sentiment, de répondre autant que possible en prenant l'avis de son confrère;

cette manière modeste d'admettre l'égalité des méri-
tes indique toujours un homme bien élevé.

Les médecins se voient peu en dehors des relations
qu'amène l'exercice de leur profession ; ils ont peu de
tendance à se réunir, et il en sera ainsi tant qu'ils seront exposés au choc des intérêts. Ils ont peu de rapports intimes avec les pharmaciens, sauf dans quelques
cas où l'entente est trop parfaite. Je conseille aux jeunes médecins de mettre plus de soins à éviter la sourde
inimitié des pharmaciens qu'à captiver leur diffuse
bienveillance. Tel pharmacien qui demandera le privilége de droguer vos malades, à charge de vous envoyer ses clients, fera la même proposition aux autres médecins, espérant vous satisfaire tous en vous
adressant de loin en loin une dent à extraire ou une
consultation dont il n'ose pas prendre la responsabilité. Il est inutile de s'appesantir sur ce qu'il y aurait
de scabreux dans un semblable commerce : si vous
portiez toute votre faveur sur un pharmacien, vous
irriteriez les autres sans être assuré de la reconnaissance de votre protégé. Il vous sera assez difficile,
étant parfaitement neutre, de conserver les apparen-
ces de la neutralité. Un campagnard vous demandera :
Dois-je aller chez monsieur A... ? Sans doute, si cela
vous plaît ! — Et il ira chez monsieur B....; et dans l'espoir d'être bien venu et d'obtenir les médicaments à
bon marché, il racontera que vous lui aviez conseillé
d'aller dans la pharmacie de monsieur A.... *Inde iræ* !

Les sages - femmes manœuvrent vis-à-vis nous

comme les pharmaciens, et elles se montrent les mêmes : empressées, obséquieuses et infidèles.

Ainsi les médecins trouvent chez leurs confrères des
relations rarement agréables, et chez les pharmaciens
une attitude douteuse. Il est avéré que le médecin de
campagne. cumulant la médecine et la pharmacie,
gagnant modestement et vivant de même, est de tous
les médecins le plus content de son sort. Il éprouve
peu de cette fatigue morale qui fait vieillir, et prend
beaucoup d'exercice physique qui est une condition
de santé. Chateaubriand a écrit : la douleur est au
fond des joies de l'homme. Le médecin de campagne
retourne la proposition, et trouve que le plaisir est au
fond de ses peines. Je ne connais rien de plus riant, qui
exprime mieux le bonheur, que la figure d'un homme
rentré chez lui mouillé, fatigué, et qui se trouve par
les soins de son entourage pourvu de vêtements chauds
et secs, assis à une table soigneusement servie. à côté
des êtres qu'il aime, qui ont pensé à lui toute la journée et qui rayonnent du plaisir de le revoir. Telle est
pourtant, et bien souvent, la situation du médecin de
campagne : elle fatigue le corps et repose l'esprit et le
cœur. Bien différent est le sort du médecin dans les
villes; entraîné invinciblement dans le torrent des
émotions urbaines, assujetti à l'ambition de parvenir,
sacrifiant inflexiblement le présent à un avenir incertain, ce qui n'est pas toujours une chose raisonnable.

Si le médecin de campagne a une position plus modeste, il trouve du moins dans le milieu où il vit plus
de déférence, et sa parole a plus d'autorité. Au con-

traire le médecin des villes s'astreint généralement à
ne contredire personne pour plaire à tout le monde :
« Le dernier cuistre propose-t-il un remède, on l'é-
coute avec attention : on se garde bien de le désap-
pronver. Surtout on ne rebute jamais les médecins
domestiques. Ces femmes d'un génie éminent, qui
s'imaginent en savoir plus qu'un vrai médecin, parce
qu'elles ont quelquefois drogué leurs marmots et leurs
servantes, proposent-elles une nouvelle méthode, le
praticien poli les écoute en souriant, les approuve avec
emphase, vante leur sagacité (1)».

En ville on aime les longues visites; le médecin
qu'on préfère est celui qui se soumet le mieux à toutes sortes de servitudes, celui qui prépare lui-même
les cataplasmes, fait le pansement des vésicatoires,
goûte les tisanes pour s'assurer de leur qualité, débite
des facéties pour distraire le malade, et n'hésite pas
à avaler une cuillerée de la potion pour prouver qu'elle
n'est pas trop mauvaise.

Le citadin est ergoteur; si vous ne l'arrêtez pas, il
fera durer la consultation deux heures. Je disais à un
de mes clients que sa mère avait une altération organique de l'estomac. Oh ! monsieur, dit-il, c'est une
erreur, elle n'est pas altérée du tout.

Loin de moi l'intention de charger les clients de la
ville et de faire l'apologie de nos campagnards. A
leur tour, ceux-ci bien souvent sont insupportables.
Ils n'ont jamais fini d'expliquer comment leur mal
est venu, et quand ils viennent dans le cabinet du médecin étaler de dégoûtantes infirmités, il ne leur suf-

(1) Gilibert.

fit pas qu'il y jette un coup-d'œil, ils le provoquent sans relâche à regarder, à regarder de plus près, à regarder encore, à mettre le nez sur leurs nauséabondes excrétions. Ils ne peuvent pas s'empêcher de cracher sur le parquet, ils vous parlent à bout-portant, vous empoisonnent de leur haleine et vous aspergent de salive égarée. Leur intelligence est courte; il faut frapper leur imagination pour enchaîner leur docilité. Plus les mesures qu'on recommande au paysan sont visibles, grossières et inutiles, plus il s'attache à les observer, parce qu'elles tombent dans le domaine de ses idées raccourcies. Quand il vous demandera s'il faut employer de la graisse de porc mâle ou femelle, vous lui répondrez sans hésiter : de la graisse de porc mâle ! Si vous lui disiez que la chose est indifférente, vous ébranleriez sa confiance. En tout cas, il est bon de l'avertir que tout remède qu'il pourrait employer en même temps que les vôtres neutraliserait leur action. C'est un tour mérité que vous jouerez à propos aux commères du village. Le médecin qui a pratiqué quelques années parmi les campagnards connaît si bien leurs préjugés, qu'il en devance habituellement la manifestation ; c'est ainsi qu'en prescrivant un topique, des sangsues, un vésicatoire, il a soin de dire que c'est pour extraire le mal ; autrement on lui demanderait s'il ne craint pas d'attirer les humeurs en ce point ?

Un jour je visitai une fermière malade. Après ma visite, j'aperçus dans la cour un médecin vétérinaire qui examinait une vache. Dans ce moment la fermière me dit : monsieur, voilà un enfant qui est malade aussi ; mais que veut-on faire, il ne parle pas encore? Chacun aurait fait observer comme moi que la vache ne parlait pas davantage.

A la campagne, on n'attend pas qu'un malade ait expiré pour envoyer un messager à franc étrier nous prier d'arrêter nos visites ; dès que la mort paraît imminente, on suspend toute espèce de frais. En ville au contraire où les peines du cœur absorbent les préoccupations pécuniaires, jamais on ne pense à nous avertir du décès du malade. Il en résulte que nous tombons quelquefois au milieu des pleurs et des sanglots, ce qui est assurément pénible. On prétend que nous fuyons l'aspect du mort comme un reproche, et il est positif qu'on voit rarement les médecins aux enterrements. Pour moi, je ne m'en défends pas, la mort m'impressionne : elle me rappelle l'impuissance de la médecine et m'impose, au delà de la matière brute qu'elle dissout, le respect du principe immortel qu'elle dégage.

L'exercice de la médecine dans les villes exige de la prudence et de la discrétion. Le contact des citadins apprend de bonne heure au médecin que la vertu de beaucoup de personnes consiste à farder les vices. Dépositaire de beaucoup de secrets, il en découvre peut-être plus encore qu'il en apprend par confession, et dans l'un comme dans l'autre cas, son intérêt autant que son devoir lui commandent de se taire. Il est à même de surprendre à quel point l'existence de beaucoup de personnes du monde est une comédie ; s'il voulait parler, il détruirait de nombreuses illusions; on serait étonné d'apprendre que telle personne, à la phonation veloutée, a la colère facile et la main prompte; on serait surpris d'entendre dire ce qu'il y a de volonté dans beaucoup de ces faibles femmes qui mènent par le nez le sexe fort; on ne voudrait pas croire que de grandes dames qui tiennent le sceptre de la conversation dans les salons écrivent à peu près comme des portières; que d'autres si brillantes sur le pavé sont malpropres ou déguenillées dans leur intérieur; enfin on serait forcé d'admirer les prodiges opérés par les fausses nattes, le carmin et la ouate.

La vie du médecin de campagne est paisible; elle s'écoule au sein de la nature, au milieu de gens occupés toute la semaine et médisant à peine le dimanche. Il vit en bonne intelligence avec les autorités et le clergé du canton; il digère sans soucis et dort d'un profond sommeil; une de ses principales récréations consiste à rester au lit jusqu'à neuf heures, quand il est peu occupé. Peu enclin à collectionner des journaux, il s'en rapporte assez volontiers à sa bibliothèque et dirait presque, comme Fouquet, en parlant des idées nouvelles de son temps : « Ce sont de jeunes personnes; je suis trop vieux, ce n'est pas la peine de faire connaissance avec elles. » Il peut se mettre à son aise dans des vêtements confectionnés plutôt suivant les lois de l'hygiène que d'après les caprices de la mode, et son langage peut être simple comme son existence.

Plus la position du médecin est modeste, plus il est

grand au milieu de ses concitoyens. Si le médecin de campagne gagne quelquefois moins que celui de la ville, il est plus constamment apprécié et estimé. Ce qu'il y a de certain, c'est que nos confrères qui habitent des chefs-lieux de canton ou de simples villages paraissent préférer leur modeste position aux ennuis de la médecine des villes, et j'en suis encore à trouver le premier à qui je pourrais dire : *fortunatos nimiùm sua si bona nôrint*. Nos confrères de la campagne sont presque contents de leur sort quand ils le comparent à celui des médecins de la ville. Je prédis avec plaisir à mes jeunes confrères que chacun d'eux trouvera sans peine une femme disposée à lui accorder son cœur et ses terres labourables. Qu'ils ne se préoccupent pas le moins du monde de paraître plus âgés, en laissant chômer leur rasoir. Le moyen par excellence pour leur donner du poids, au physique et au figuré, c'est le mariage. Dans les liens de l'hymen, à la campagne bien entendu, un jeune docteur qui était mince, pimpant, serré, devient bientôt large, simple et étoffé. Il y a quelques mois encore, on le voyait caracoler devant ses clients éblouis ; aujourd'hui on remarque qu'il est sagement blotti dans le fond de sa voiture. Il n'y a pas longtemps qu'il paraissait à la promenade irréprochablement chaussé, muni d'un jonc magnifique et fumant un délicieux cigare ; et maintenant, pourvu de bottes imperméables et d'une canne solide, il parcourt et examine lentement sa plantureuse luzernière et ses prés verdoyants.

Si le médecin trouve facilement un parti sortable à

la campagne, il n'en est pas précisément de même à la ville. Là, en effet, les jeunes filles sont élevées dans l'oisiveté ; on développe chez elles les goûts de toilette et de confortable ; on élève comme des duchesses ou peu s'en faut, des demoiselles à qui on donnera trente mille francs de dot. Qu'en résulte-t-il ? C'est que, comme quelques unes le déclarent sans détours, elles préfèrent le célibat à une position qui ne leur rendrait pas immédiatement tout le bien-être et l'aisance de la maison paternelle. Or, pour épouser un homme jouissant de la même fortune que leur père, ayant comme lui une position achevée, il faut nécessairement le prendre avec le même nombre d'années. Donc le médecin fera difficilement un beau parti, à moins d'attendre qu'il ait son patrimoine, plus une jolie clientèle, sans compter quarante printemps, parce que les parents ont le satanique talent de faire de leurs enfants des filles de marbre qui se vendent pour toute la vie.... de leur acquéreur : prostitution légale, prostitution devant l'autel, prostitution quand même !

Le médecin a des distractions de nature bien différente suivant qu'il exerce à la ville ou à la campagne. Dans le premier cas, après avoir fait ses visites, il s'enferme dans son cabinet pour travailler, et le soir il va dans le monde. Le travail est certainement une nécessité ; on ne peut s'y livrer sans ressentir du contentement et de la sérénité. Mais le médecin ne peut guère travailler qu'à bâtons rompus, en raison de ses occupations éventuelles. Quant à l'existence des salons, elle paraît extrêmement creuse aux uns et fait le bonheur des autres. Ne discutons pas sur ce point.

En ce qui concerne le médecin de campagne, qui a une vie calme, comme je l'ai dit, il ne lui faut que des goûts simples pour être parfaitement heureux. Ceux de nos jeunes confrères qui aiment l'agriculture, les chevaux et la chasse, sont assurés de se trouver en plein dans les éléments de leur bonheur. Le médecin de campagne trouve la plupart du temps que ses malades ne lui laissent pas assez de temps pour s'occuper de ses champs, de ses voitures et de ses chiens. Apprêtez-vous à faire l'acquisition des objets suivants :

A. Deux hectares de prairies.

B. Deux chiens courants, un chien d'arrêt et un fusil.

C. Une voiture de famille; un tilbury et un cheval. Je développe.

A. Le prix du fourrage qu'on récolte est inférieur à celui du fourrage qu'on achète. Avec certaines prairies artificielles, comme le sainfoin et la luzerne, la récolte est assurée, quelle que soit la sécheresse de l'année; et tandis que dans une année exceptionnelle comme 1858, un hectare de pré rendait difficilement 2000 kil de foin et pas de regain, la luzerne, dont les racines puisaient de l'humidité dans le sous-sol, donnait encore 4000 kil. de première coupe et 1000 kil. de deuxième coupe. Or, là où l'hectare de pré coûte 4,000 francs, un hectare de bon terrain pour luzerne ne coûte que 3000 francs, et un hectare de sainfoin, qui rendra autant qu'une prairie naturelle d'égale étendue, coûte moitié moins.

On objectera que le fourrage des légumineuses est échauffant et ne convient guère aux chevaux qui courent. Cette observation n'est pas applicable au sainfoin, que les chevaux mangent avidement sans en être jamais incommodés, et qui, comme son nom l'indique, est le fourrage sain par excellence. Quant à la luzerne, je l'ai toujours fait entrer pour deux tiers dans la ration de mes chevaux, et j'en suis encore à lui faire le premier reproche.

J'ai observé que chez presque tous les médecins de campagne il y avait une vache dans l'écurie, tant pour consommer les regains que pour tenir compagnie au cheval. C'est une disposition avantageuse et qui a son côté agréable.

B. Que faire dans un village, à moins de chasser ? Et comment résister à l'appât de ce plaisir, quand on peut entrer en chasse derrière sa maison ; quand le bois est à portée de fusil ; quand on peut, à l'abri de la concurrence des citadins, exploiter à son aise et à peu de frais une chasse giboyeuse ? Le médecin de campagne est destiné à se pourvoir par lui-même d'une partie des objets nécessaires à l'existence matérielle; il récolte la nourriture de son bétail, des fruits et des légumes pour son ménage; lorsqu'un ami vient le voir, il fait main-basse dans le pigeonnier ou dans la basse-cour : à la saison de la chasse il est enchanté de servir les produits de son adresse.

Le chien d'arrêt lui rend pendant le mois de septembre et d'octobre des services signalés, et pendant le reste de l'année, c'est un utile gardien et un agréable compagnon de voyage.

On peut chasser au bois avec un seul chien courant; mais quand on ne chasse pas uniquement pour tuer, quand on aime les chiens et qu'on tient à entendre une belle musique. Miraut ne suffisant pas, on lui donne le concours de Hurleau, quelquefois même de Flambeau et de Tapageau.

Je conseille à mes confrères de débuter par l'achat d'un fusil Lefaulcheux. Ceux qui commenceront par le fusil ordinaire feront une dépense inutile; ils finiront inévitablement par entrer dans la voie du progrès. Outre que le nouveau fusil est extrêmement commode, il garantit contre tous les accidents de l'opération de la charge. Quand il s'agit d'obtenir plus de sécurité, toute dépense devient une économie.

C. Vous espérez peut-être trouver une voiture assez légère pour l'usage journalier de votre clientèle et assez spacieuse pour servir aux excursions de famille ? Abandonnez de suite cette idée qui vous conduirait à essayer en quelques années, et toujours à vos dépens, plusieurs systèmes de voitures, pour aboutir immanquablement au seul moyen d'être convenablement monté, qui consiste à posséder une grande voiture à deux bancs, plus un tilbury léger. Faites que la voiture soit à ressorts doubles, sans patentes, le second banc mobile et pouvant être remplacé par une caisse à chiens. Si malgré mes conseils vous persistez prendre une voiture à patentes, l'assistance d'un connaisseur ne sera pas superflue pour faire votre acquisition ; si comme moi vous réussissez mal une fois, deux fois ; si votre voiture est enrayée tout-à-coup loin de votre domicile, vous renoncerez au système des patentes avec d'autant plus de raison qu'elles exigent des soins minutieux dont nos domestiques sont rarement capables, et que les réparations qu'elles peuvent nécessiter sont du ressort des mécaniciens des grandes villes exclusivement.

La voiture à deux roues a ses adversaires, non sans raison : elle a le double inconvénient d'être peu commode et de compromettre la solidité de l'avant-main du cheval. Cependant, le tilbury à quatre ressorts est fort doux, et quand on a soin de le faire léger et près de terre, il pèse peu sur le cheval, même en descendant les côtes. Quoi qu'il en soit, un cheval attelé au tilbury doit être conduit d'après les mêmes principes qu'à la selle ; en descendant les pentes rapides, le conducteur a soin de rejeter le corps en arrière et de bien tenir le cheval en bride. Avec ces précautions, on peut jouir en toute sécurité des avantages du tilbury, dont la légèreté permet de parcourir de mauvais chemins et de voyager rapidement.

Pour le médecin qui débute, l'achat d'un cheval est une affaire sérieuse, aucun cheval n'exigeant plus que celui du médecin la réunion de toutes les qualités. Il faut qu'il soit doux ; un cheval méchant ne manquerait pas de briser quelques membres dans les écuries d'aubergistes ou de propriétaires chez lesquels le mé-

decin met souvent pied à terre. Il y a des médecins qui font soigner leur cheval par la servante,
et celle-ci a raison de n'accepter ce service qu'à la
condition que l'animal soit très doux. Il faut qu'il soit
docile ; un cheval rétif peut trouver son maître quand
il est monté; mais s'il est attelé seul à une voiture, du
moment où il recule, on n'a plus d'action sur lui. Il
faut qu'il soit confiant ; un cheval ombrageux se jette
dans les guides et fait demi-tour, quoi qu'on tente pour
l'empêcher; il n'y a peut-être pas un médecin qui n'ait
versé quelquefois; mais on dirait qu'il y a aussi un
Dieu pour eux, ces genres de chute n'endommagent
généralement que la voiture sans entamer le contenu.
Il faut qu'il soit patient; le médecin n'a pas toujours
son domestique sous la main pour tenir le cheval toutes les fois qu'il faut descendre de voiture, ce qui a lieu
plusieurs fois dans une même tournée; il arrive souvent qu'on envoie un enfant ou une fille pour garder
le cheval, et il importe qu'il ne soit pas fougueux. Il
faut qu'il ait de l'âme ; car s'il lui arrive parfois de rester un ou deux jours sur la litière, il est commun de
le voir forcé de doubler et tripler les courses, en sorte
que s'il est froid, à la fin de la journée, la fatigue sera
aussi grande pour les bras du conducteur que pour les
jambes du cheval.

Indépendamment de ces qualités morales qui sont
indispensables, le cheval du médecin doit jouir de qualités physiques que vous rechercherez rigoureusement
lors d'une acquisition. Si votre bête est d'extraction
commune, elle s'usera rapidement sur les routes,

parce que les tissus ne sont pas assez fermes, parce
que les aplombs sont défectueux ; et si par malheur la
tête est lourde, les genoux grêles, le tendon failli, le
pâturon long jointé, le pied plat, si seulement un ou
deux de ces défauts existent, le cheval tombera fréquemment, au détriment de votre sécurité.

Quelque irréprochables d'ailleurs que soient les jambes d'un cheval, quelque parfaites que soient ses dispositions morales et sa vue, il ne vous conviendra pas
encore s'il n'est d'un bon entretien. Si le cheval du
médecin n'a pas un robuste appétit, il succombera
bientôt à la tâche. Quand vous rentrez et qu'un ex-
près vous attend pour partir dans une autre direction,
sans dételer vous faites donner de l'avoine au cheval,
et il faut qu'il en puisse absorber lestement trois ou
quatre litres avant de commencer une nouvelle course.
En général, un cheval travaille suivant ce qu'il mange ;
celui qui reste à l'écurie vit de peu et s'engraisse avec
la ration d'entretien ; celui qui sort beaucoup peut
manger à discrétion sans avoir jamais un excès d'embonpoint. Un cheval qui a le corps cylindrique, c'est-
à-dire les côtes bien cerclées et le ventre arrondi, est
presque toujours d'un bon entretien et d'un bon
usage.

Il y aurait beaucoup à dire au sujet de l'acquisition
d'un cheval. Je me borne à vous apprendre ce que vous
ne devez pas ignorer même au début. Comme la théorie ne vous suffira pas encore, comme vous serez probablement disposé à réclamer l'assistance d'un tiers,
je vous donne le conseil essentiellement pratique de

ne pas accorder votre confiance aux marchands de chevaux, chrétiens ou juifs, peu importe. Ils offriront tous de reprendre le cheval si vous trouvez qu'il ne vous convient pas. Effectivement, ils vous reprendront celui-là, puis un autre, puis un troisième, puis d'autres encore, et plus ils vous en reprendront, plus souvent vous serez *pris*; si bien qu'à force de donner du retour vous finirez par être *surpris* d'avoir une méchante rosse pour mille francs.

Le plus sûr moyen et le moins coûteux, pour celui qui ne connaît pas les chevaux, est d'en acheter un chez le propriétaire, sous condition de l'essayer pendant quinze jours. On le paie peut-être cent francs au dessus de la valeur marchande; mais du moins on est convenablement monté et pour longtemps.

Quand vous serez en pleine clientèle, et si vous avez un poste assez avantageux pour vous donner tous les jours plusieurs courses, il sera commode et même avantageux d'avoir deux chevaux. Vos frais de domestique et d'écurie resteront les mêmes, et deux chevaux ne mangeront pas le double d'un seul. Je suppose que vous parcourrez en moyenne 30 à 35 kilomètres par jour, ce qui fait environ 12000 kil. par an, c'est-à-dire un trajet que peu de chevaux pourraient accomplir, à moins de s'en rapporter aux vantards de la profession qui ne font pas moins de 50 à 60 kil. par jour, avec leur cheval suivant eux, avec leur langue suivant moi. Si vous n'avez qu'un cheval pour faire 12000 kil. annuellement, il faudra compter avec les boiteries, les coliques, les blessures résultant des chutes ou du frottement des harnais, toutes circonstances qui mettront le cheval sur la litière un dixième de l'année et vous forceront à porter à la colonne des dépenses un minimum de cent francs pour location de chevaux. Le cheval à qui vous imposerez 35 kilomètres par jour ne mangera pas moins de 8 kil. de foin et 6 kil. d'avoine. La même besogne partagée entre deux chevaux leur serait légère, et la nourriture absorbée par chacun d'eux proportionnée à leur travail, soit 6 kil. de foin et 3 kil. d'avoine, ensemble 12 kil. de foin et 6 kil. d'avoine. Ainsi la différence dans la quantité d'aliments absorbée par deux chevaux au lieu d'un sera représentée par 4 kil. de foin par jour, environ 1500 kil. par an, c'est-à-dire à peu près l'équivalent de la somme de cent francs pour location de chevaux dont il a été question ci dessus.

Ajoutons que les chances de décès sont plus grandes sur deux chevaux et, par compensation, les chances d'usure plus fortes sur un seul.

Ainsi donc, l'entretien de deux chevaux est avantageux pour le médecin qui parcourt une moyenne de 12000 kil. par an. Il n'en est plus de même pour ceux qui font dans un an un trajet de 8,000 kil. et moins, ce qui est le cas le plus ordinaire. Dans ces conditions, quelques courses qu'il fait à pied ou en profitant de la voiture de ses clients, permettent au médecin de ménager suffisamment son cheval.

Quoi qu'il en soit des difficultés qui environnent l'achat d'un bon cheval, elles sont encore loin d'égaler celles qu'on éprouve pour arriver à la jouissance d'un bon domestique. Le sort de tous les médecins est de prendre un jeune campagnard plus ou moins stupide et malpropre, de le débarbouiller au physique et au figuré, de lui apprendre à parler, à être convenable, à soigner les chevaux, les voitures et les écuries. Quand il lui a enseigné tout cela, non sans peine, mais sans rétribution, il faut au contraire qu'il paie lui-même les leçons qu'il a données, moyennant une augmentation de salaire à défaut de laquelle son serviteur, encore incomplètement débruti et déjà ambitieux, cherchera une condition plus lucrative.

Aujourd'hui le meilleur domestique ne vaut pas grand'chose. Il faut en prendre son parti et se contenter de la médiocrité, trop heureux quand elle ne finit point par dégénérer au point d'amener forcément une exclusion. Un domestique se fatigue de rester toujours dans la même maison ; celui qui d'abord était si heureux de trouver chez vous un régime substantiel et un ouvrage modéré, finit par se blaser sur l'aisance de sa position. J'ai observé que les domestiques donnent de la satisfaction à leur maître tant qu'ils sont dans l'état de maigreur qui leur était propre en sortant de leur village; dès que je les vois engraisser, je m'apprête à chercher un nouveau serviteur.

J'aborde une question dont je voudrais que le médecin n'eût pas à s'occuper, question malheureusement vitale.... celle des honoraires. Après avoir dévoilé tant de difficultés dans l'exercice de la médecine, voyons au moins si l'homme de l'art trouve quelque compensation dans la rétribution de ses peines.

A ce sujet, voici ce que disait A. Petit : « Ne souffrez jamais que la reconnaissance s'accumule en longues dettes. Ainsi que la mémoire, elle s'use par le nombre des années. Trop loin des moments qui la virent naître, elle n'est plus la dette du cœur ; vous n'avez plus le droit d'en parler sans offense, et l'on conserve bien rarement la confiance de ceux que l'on a fait rougir en leur rappelant un devoir. »

Telle est, en effet, la raison de l'inconstance d'un grand nombre de nos clients. Pourquoi s'adressent-ils avec une sorte de prédilection à tous les nouveaux médecins? C'est parce qu'ils ne leur doivent rien et qu'ils peuvent se montrer à eux sans rougir ; ils donneront leur confiance au dernier venu tout le temps qu'ils pourront passer pour des débiteurs ordinaires, et c'est au moment où le médecin désespérera de sa créance qu'ils lui retireront ce qu'ils avaient l'effronterie d'appeler leur confiance.

Quand un homme du peuple sera votre débiteur rétardataire, vous le verrez cherchant à éviter votre rencontre dans les rues, passant au large et feignant de ne pas vous apercevoir ou de ne pas vous connaître. Si vous le faites éperonner par un huissier, s'il fait un effort louable et se décide à s'acquitter, il modifiera ses allures, en passant à côté de vous il redeviendra poli, et peut-être même il vous rappellera chez lui pour voir un malade.

Quand des gens du monde seront insolvables, ils continueront de vous appeler sans façon comme s'ils étaient des meilleurs clients, ou comme si l'honneur

de leur tâter le pouls devait suffisamment vous ré-
compenser en donnant du relief à votre clientèle. Il y
en a même qui se mettent dans cette situation anormale vis-à-vis plusieurs médecins simultanément, ap-
pelant tour à tour chacun d'eux et n'en payant jamais
aucun.

Quand nous sommes déjà humiliés d'être forcés
d'exercer la médecine vénalement, pourquoi faut-il,
pour comble d'infortune, que nous soyons si souvent
dans la nécessité de réclamer le paiement d'une dette
sacrée? Bien plus encore, pourquoi faut-il subir l'hu-
miliation de voir notre créance marchandée, contestée,
décriée ? Ah ! que nous serions tous de célèbres médecins, si la question budgétaire n'embrouillait pas nos
relations avec le monde !

Il est juste de dire pourtant qu'il y a des clients
pourvus d'une délicatesse admirable : on en voit qui,
sans demander de note, envoient sous un pli généreux ce qu'ils appellent la plus petite partie de leur
reconnaissance; d'autres ont le tact de traiter cette
question par correspondance, en nous remerciant des
soins qu'ils ont reçus. Dans ces conditions, la rétribution touchée par le médecin n'a rien d'humiliant; elle
ressemble en quelque sorte à un don.

Mais les choses sont loin de se passer toujours d'une
manière aussi agréable. La plupart du temps la ren-
trée des fonds est pour le médecin une source d'humi-
liations de toutes natures : beaucoup de personnes envoient *solder le mémoire* par un commis auquel il faut
délivrer un acquit, exactement comme pour une fac-

ture de marchandises; d'autres viennent en personne pour régler, chipotent et nous lanternent impertinemment avant de se décider à se séparer de leurs écus. Il y a tels campagnards à qui on ferait volontiers remise de la consultation, en les voyant barguigner indéfiniment, extraire de leur poche avec hésitation des sols qu'ils palpent, alignent, comptent et recomptent; si ces rustres avaient la physionomie moins stupide, on pourrait croire qu'ils s'appesantissent malicieusement sur le côté vénal de la médecine.

On écrit tous les jours des ouvrages destinés à faire connaître au peuple les moyens de bien se porter ou de traiter lui-même ses maladies. Il serait bien plus utile de lui apprendre à se conduire convenablement à l'égard des médecins.

Le paysan est plus avare que le citadin, mais il paie peut-être plus exactement; s'il est dans la médiocrité, il pourra bien laisser mourir sa femme sans soins; mais s'il appelle un médecin, il a calculé d'avance sa dépense et ses ressources; il viendra donc régler, il chicanera probablement, mais enfin il paiera. En ville, le prolétaire demande un médecin sans savoir s'il pourra payer, préoccupé avant tout de sauver sa femme ou son enfant; le campagnard, même quand il est riche, hésite devant une dépense. En ville, l'homme du peuple est souvent crapuleux, mais assez susceptible d'incitation au bien; faites-le riche, il deviendra généreux; lors même qu'on le couvrirait d'or, le paysan continuerait de liarder.

Toutes les fois qu'on demande une note au médecin, la meilleure conduite consiste à la donner purement et simplement, sans abandonner ses honoraires à la générosité du débiteur. Si une personne veut être généreuse, elle ne fait pas demander sa note. Par conséquent, lorsqu'on nous prie de dire le montant de nos honoraires, on ne veut évidemment payer que ce que l'on doit, c'est-à-dire le moins possible. Faire son débiteur juge et partie, c'est l'embarrasser; bien peu de personnes redoutent de n'être pas assez larges, et le plus grand nombre craint de donner trop. Il y a sans doute des clients dont la position précaire exige de la part du médecin les plus grands ménagements; et il serait superflu de prêcher la charité au corps médical, celui qui en fait assurément le plus, même sans le vouloir. Mais la dignité professionnelle veut qu'on vive et qu'on fasse vivre les siens. Si, d'après le vœu d'un de nos prédécesseurs, la main du médecin était un tronc où chacun met ce qu'il veut, sans qu'on le voie, sans qu'on le sache, la première condition à exiger des aspirants au doctorat serait la possession de dix mille livres de rente.

La médecine légale, malgré les formalités bureaucratiques qu'elle impose pour le recouvrement des émoluments, est plus commode et plus lucrative que la médecine ordinaire. Là, nous échappons aux préjugés qui nous rendent si malheureux dans l'exercice de la médecine; les honoraires sont assurés et en moyenne plus élevés que dans la clientèle. Ainsi une visite au speculum, y compris le procès-verbal, rapporte huit francs; or, la plupart des femmes de la ville et de la campagne n'acceptent cette indispensable visite qu'avec répugnance et après toutes sortes d'hésitations que la médecine légale ne permet pas; et en fin de compte elles ne comprennent pas pourquoi le médecin prétend se faire rétribuer plus largement que pour une visite ordinaire. En médecine légale, une simple visite rapporte trois francs, c'est-à-dire trois fois plus que dans la médecine privée; une course à la distance de 9 kil. rend huit francs, y compris le procès-verbal, tandis que la plupart des médecins ne la font payer que six. Et sous le rapport des recouvrements, n'est-il pas préférable de faire un état à la fin de l'année, plutôt que d'écrire des lettres à une infinité de débiteurs qui resteront sourds, ou viendront effrontément soutenir qu'ils ont payé?

En revanche, tous les médecins protestent avec raison contre les prétentions de l'autorité judiciaire, qui les requiert à titre de simples témoins pour apporter les lumières de la médecine devant les tribunaux : corvée ingrate par excellence. Là, le médecin est traité comme un adversaire par le défenseur de l'accusé, à qui l'on permet, chose infâme, de déverser impunément sur l'homme de l'art l'ironie et l'outrage. Pour une somme de 8 fr. 25 il faut tout un jour abandonner sa clientèle, se transporter à 28 kil., se voir exposé aux invectives d'avocats institués pour soutenir les droits de l'innocent et qui déshonorent une des plus belles professions par leur dédain pour

la vérité, leur systématique irritation et leurs lucratives colères. Un de nos confrères qui déposait en cour
d'assises se vit interpellé d'une singulière façon par
la défense : Monsieur, vous parlez de l'os hyoïde ;
pourquoi le nommez-vous ainsi ? « Monsieur, je le
nomme ainsi parce que c'est son nom. »

Tandis que les fortunes modestes réclament l'indulgence du médecin, les personnes riches n'aiment pas
de payer davantage que les autres ; en sorte qu'il arrive communément que le médecin est obligé de faire
des concessions d'un côté sans pouvoir se récupérer
de l'autre.

Je crois que dans une ville de 5 à 10,000 âmes les
médecins peuvent adopter les prix suivants :

Pour les positions médiocres.   1 « «
Pour la classe aisée.   1 25
Pour les riches.... au minimum   1 50

Quand la gravité de la maladie exige deux, trois,
quatre visites dans la même journée, loin de faire
une diminution sur le nombre, il faut estimer que les
visites supplémentaires sont les plus pénibles en ce
qu'elles dérangent les habitudes du médecin et le
mettent d'une manière en quelque sorte continue au
service de son malade. Une visite faite le matin, dans
le cours de la tournée journalière, n'occasionne aucun déplacement spécial ; celles qui doivent être faites
à des heures pour ainsi dire fixées à l'avance tiennent
le médecin constamment en haleine, lui permettent
difficilement de s'absenter et lui interdisent une occu-
pation sérieuse ou une distraction prolongée.

Je conseille à mes jeunes confrères de prendre tout de suite l'habitude d'inscrire journellement leur clientèle. Après avoir essayé diverses méthodes, voici celle à laquelle je me suis arrêté, et que je considère comme la plus simple, la plus rapide, la plus sûre.

Dans un calepin qu'on porte toujours avec soi, on inscrit, en quelque lieu qu'on se trouve, les clients qu'on a visités et le montant de la somme qu'ils doivent. On tient dans ce calepin des feuilles détachées de manière à pouvoir partout délivrer une recette ; il m'est arrivé souvent, à défaut de cette précaution, d'attendre un quart d'heure qu'on m'apportât de l'encre et du papier, ou de mettre environ le même laps de temps pour griffonner laborieusement une ordonnance sur un chiffon de papier avec le secours d'une plume rebelle ; et même une fois j'ai dû écrire avec une allumette trempée dans de l'encre.

Voici un modèle d'inscription de la clientèle journalière sur le carnet portatif :

1ᵉʳ octobre   59 = 15 fr. 75 c. (total d'un jour).

P... A... cultivateur à K...	5	
S... H... maire à S...	7	
P... C... rentier à T...	1	50
C... R... épicier à T...	1	
L... V... Mᵈ. de vins à T...	1	25
Total	15 fr. 75	

2 octobre = 29 fr. (total de deux jours).

C... D... propriétaire à K...	6
L... V... marchand de vin à T...	1 fr. 25
C... R... épicier à T...	3
S .. P... H... charpentier à M...	1
F... C... tonnelier à T...	1
+ C... T... tisserand à K...	1
Total	13 fr. 25

Le signe + qu'on remarque vis-à-vis la dette de C.. T... indique que ce client a payé comptant. Le médecin doit porter la somme de 1 fr. qu'il en a reçue au cahier des recettes. Quant à l'inscription des sommes dues pour la clientèle des 1 et 2 octobre, voici comment il procédera : un registre spécial est affecté à chaque canton; sur ce registre, chaque page est destinée à une localité exclusivement.

Par cette méthode, le médecin se rend compte jour par jour du chiffre de sa clientèle dans le courant du mois, et quand il se présente un débiteur, il est facile de trouver l'indication de sa dette. Au contraire, lorsque les noms des clients de toutes localités sont confondus dans des tables alphabétiques, ils finissent par devenir tellement nombreux sur une même page, qu'il faut une certaine attention pour découvrir celui qu'on cherche.

Quand il s'est écoulé un an depuis l'issue de la maladie, aux termes de la loi, il y a prescription pour la dette du malade, celui-ci peut refuser de payer. Cependant, peu de clients recourent à ce moyen; ils préfèrent, et ils ont raison, abuser de l'inaction de leur créancier. En effet, la position oblige, et il n'est guère convenable qu'un médecin paraisse à l'audience; la plupart se bornent à écrire à leurs débiteurs ou à les exciter par l'intermédiaire des huissiers.

La note du médecin doit être simple, bornée à la simple indication de la somme qui est due; le nombre des visites-n'y fait rien; en fait d'art, le talent est le critérium du salaire.

Quelque répugnance qu'on éprouve à entrer en procès avec ses débiteurs, il y a des circonstances où l'amour-propre défend de renoncer à sa créance ou de faire des concessions. J'accouchai par la version une femme primipare; la mère et l'enfant vécurent, et au bout de quelque temps, lorsque je demandai **33 fr.** pour cette opération faite à une distance de 3 kil., l'homme qui avait eu le bonheur de conserver sa femme .

et d'avoir un fils me déclara nettement qu'il ne paierait pas cette somme exagérée. J'étais décidé à lui donner une bonne leçon lorsque, mieux inspiré, il vint enfin s'acquitter.

Par le fait d'une fâcheuse coïncidence, la plupart des accouchements laborieux ont lieu dans la classe pauvre ou dans la classe médiocre; la majorité des opérations se fait aussi de préférence sur les pauvres hères : ce ne sont pas les riches qui ont le pied ou la main broyée dans une mécanique, et en général ce sont l'artisan et le prolétaire qui sont victimes du plus grand nombre d'accidents. Il en résulte que la plupart des opérations sont médiocrement rétribuées, quand elles ne sont pas un tribut payé à la charité.

De toutes les révélations que j'ai faites dans le cours de cet ouvrage, il résulte que le médecin a beaucoup de peine pour acquérir des clients, plus encore pour les contenter, infiniment plus pour les conserver, pas moins pour les faire payer.

En face de toutes ces difficultés, faut-il s'étonner que les médecins, imprudemment entassés les uns sur les autres dans certaines localités, se montrent doués de plus d'égoïsme que de confraternité, et tendent trop souvent à avilir le caractère essentiellement honorable de la profession? Pourquoi ne pas confesser nos malheurs et nos fautes? Pourquoi hésiter à arracher l'appareil qui couvre nos blessures? Hélas! oui, les médecins, qui devraient être indépendants, vivent dans un vil assujettissement.

Il est bien vrai qu'on les voit aspirer à la clientèle par

les moyens les plus humbles, les moins loyaux : celui qui n'a aucune conviction religieuse troque sa conscience, devient un saint homme, l'ami intime, l'*alter ego* de tous les curés du canton, dont il surprend la bonne foi, et qui le recommandent, dont quelques-uns même l'imposent à leurs paroissiens; un autre se crée des acolytes ou des protecteurs dans toutes les localités, au moyen de dons et de politesses; un troisième dresse et paie des limiers; un quatrième fait arrêter les clients à votre porte pour les conduire chez lui, etc....., etc.....

O mes confrères, vous croyez être des hommes libres, et vous êtes plus ou moins les esclaves de la concurrence. Quoique vous disiez, vous êtes tous mécontents de votre sort, l'amour-propre vous interdit de l'avouer, et ceux même d'entre vous que le hasard a privilégiés goûtent à peine leur bonheur, par la crainte de le perdre. Pour moi, je le déclare sincèrement : j'ai embrassé la médecine par vocation; j'ai consacré à son étude toute mon intelligence et à sa pratique le plus grand amour pour l'humanité, j'ai traité le moins important de mes malades avec conscience; j'ai apaisé de rudes misères, replacé la joie dans des cœurs désolés ; j'ai été honoré de confidences de la dernière importance; j'ai reçu les témoignages de la plus vive reconnaissance; enfin, j'ai trouvé dans l'exercice de ma profession l'aisance matérielle, la considération publique et les satisfactions intimes. Eh bien! en voyant à quel point la médecine est prostituée et dégradée, je voudrais n'avoir jamais porté le titre de médecin. Quel serait donc le remède à toutes les misères du corps médical ? Par quel moyen empêcher la concurrence, de manière à sauvegarder la dignité et la sécurité professionnelles?

J'ignore si le moyen que je vais indiquer est neuf, mais je sais bien qu'il sera peu du goût de quelques médecins qui crieront à l'assujettissement. J'ai dit tout à l'heure en quoi réside l'assujettissement des médecins; j'ajoute qu'ils seront plus heureux quand leur sort sera assuré; qu'ils jouiront d'une plus grande considération, quand ils seront dans l'aisance. La société honore les hommes suivant leur puissance ou leur fortune : en vain les médecins seront des hommes savants, tant qu'ils seront pauvres, on les recherchera peu; ils auront moins de considération qu'une foule de tabellions honorables assurément, mais légers d'érudition. Ceux-ci amasseront de belles et bonnes rentes, et leur opulence les placera au-dessus des médecins réduits à la richesse de Casaubon : *libros et liberos.*

Nous pouvons d'ailleurs appliquer aux médecins cette vérité qu'on retrouve dans toutes les positions sociales : tant vaut l'institution tant vaut l'homme. L'esprit de corps, l'intimité des relations ne sont nulle part aussi prononcés que parmi les ecclésiastiques; soumettez au même conflit d'intérêts que les médecins tous ces bons curés de campagne, qu'arrivera-t-il? Eux qui vivent dans la plus parfaite harmonie, eux qui paraissent si heureux de se réunir le plus souvent possible, nous les verrions en dépit du caractère et des obligations du sacerdoce; désunis par la force irrésistiblement dissolvante de la concurrence.

Le remède que je propose enchaînerait quelque peu la langue des médecins; il ne leur permettrait plus de déblatérer librement contre le gouvernement qui les paierait pour le servir, ce qui ne serait pas un grand malheur. Je voudrais que le corps médical fût organisé sur le même pied que le clergé. On m'accordera, je l'espère, que le ministère du prêtre est pour le moins aussi grave que celui du médecin : par conséquent, la nomination officielle d'un médecin ne serait pas plus extraordinaire que celle d'un curé.

Il y aurait un, deux ou trois médecins par canton, suivant l'importance de la population. Les médecins seraient de la sorte répartis d'une manière équitable et conformément à leurs intérêts. Un canton renfermant, par exemple, dix mille habitants aurait deux médecins à chacun desquels serait assignée une circonscription d'environ 5,000 habitants. Les émoluments fixes de chacun d'eux seraient portés à la somme de 3,000 francs, prélevée sur les contributions au moyen de centimes additionnels établis d'après l'aisance présumée de chacun ou d'après la cote mobilière. Il en résulterait une dépense minime pour chaque individualité, c'est à dire environ 60 centimes en moyenne. Les personnes indigentes seraient exemptes de toute taxe fixe et de toute rétribution casuelle; elles recevraient gratuitement les soins du médecin.

Outre que ce traitement fixe serait insuffisant, s'il formait l'unique base de l'institution nouvelle, il se

Pourrait que les médecins ne répondissent pas toujours avec assez d'empressement aux demandes des habitants; mais il serait bien plus commun de voir ceux-ci déplacer l'homme de l'art sans motif valable. Pour remédier à ces inconvénients, on établirait un tarif en vertu duquel les consultations seraient gratuites, les visites sans déplacement rétribuées sur le pied de 25 centimes, et les courses à la campagne payées à raison de 15 centimes par kilomètre, aller et retour.

Un médecin qui ferait en moyenne quatre visites par jour et un parcours de 30 kilomètres gagnerait environ 2,000 fr. par an, lesquels ajoutés à 3,000 fr. de traitement fixe, constitueraient un total de 5,000 fr., chiffre que beaucoup de médecins sont loin d'atteindre, et qui néanmoins est indispensable pour permettre à un docteur de vivre modestement et convenablement.

Malgré ces arrangements, chacun serait libre d'appeler à ses frais tels médecins qu'il voudrait, en sorte que ceux-ci pourraient encore chasser lucrativement sur les terres de leurs voisins, à charge de revanche, et par conséquent sans exciter de jalousie. De la sorte les caprices du public, aujourd'hui si désavantageux à la médecine, tourneraient à son profit. J'affirme en toute assurance que ces mêmes caprices, qui sont dans les conditions actuelles si fréquents, si désordonnés, se raréfieraient étonnamment, tellement la question de confiance est subordonnée à celle de l'intérêt.

Cette organisation ne serait qu'un développement

de l'institution de la médecine cantonale, qui rend de si grands services dans certains départements, notamment dans le département de la Moselle, qui a constamment eu le bonheur d'avoir à sa tête des administrateurs éclairés et dévoués à l'assistance publique.

Le gouvernement de l'Empereur attache également un très grand intérêt au service de la médecine des pauvres. Avec le système que je propose, la médecine gratuite existerait de fait d ans toute l'étendue de la France.

Je borne à ces quelques lignes mes projets de réorganisation médicale. Entrer dans de plus grands développements, ce serait peut-être m'exposer à passer pour un utopiste. J'en ai dit assez pour montrer le remède à côté du mal; j'ai démasqué sans ménagements les vices de l'organisation de la médecine pour mieux faire sentir la nécessité d'une réforme. Toutefois, j'ai cet espoir consolant, que si j'ai affligé mes jeunes confrères par une franchise un peu rude, je leur ai signalé, en même temps que les écueils de la carrière, la possibilité d'en amortir le douloureux contact. Puisse ma plume, semblable à la lance d'Achille, guérir les blessures qu'elle a faites!

Dans le cours de cet ouvrage, j'ai publié le fruit de mes observations personnelles. Que les pensées qu'il renferme ne soient pas toujours neuves, je le soupçonne ; il y a déjà longtemps qu'on a pu dire : *nil sub sole novum.* Si mes lecteurs trouvent à quelques-unes de mes idées un air de parenté avec celles qu'on a pu émettre antérieurement, je les prie de m'accorder le bénéfice de l'épisode suivant :

Dans *Inès de Castro*, Lamotte Houdart fait dire au roi Alphonse :

Vous parlez en soldat, je dois agir en roi.

vers qui est mot pour mot dans le Cid.

Il est de Corneille, lui dit-on. Il est aussi de moi, répondit-il.

FIN.

TABLE DES MATIÈRES.

occultes des maladies; inspiration du médecin. Avortement des maladies. Fièvres éphémères, fièvre typhoïde.
Perchlorure de fer. Phthisie, action préventive du médecin. Avantages précieux de l'auscultation. Opinion
vulgaire sur l'entorse. Traitement réel des maladies et
traitement apparent. Speculum. Responsabilité du chirurgien. Opportunité des opérations. Serre-Fines, Troquart explorateur, bandes.

Savoir et savoir-faire; supériorité des rebouteurs.
Charlatanisme abrité par la mobilité de l'esprit humain.
Insuffisance des lois contre l'exercice illégal de la médecine. Concurrence des médecins militaires, des sages-
femmes, des curés, des pharmaciens. Eléments de la
confiance publique. Injustice des malades, intervention
funeste des voisins. Action morale de la médecine.
Médecin du monde. Art de plaire. Souffrances de l'a-
mour-propre. Indépendance fictive des médecins. Moyens
de parvenir, danger de leur emp'oi. Médecin consultant, résultat des consultations. Traité de commerce
entre le médecin et le pharmacien. Mœurs comparées
du citadin et du campagnard, du médecin de la vil'e
et du médecin de la campagne. Mariage du médecin.
Conditions d'existence du médecin des campagnes; agri-

culture et chasse; choix des voitures, acquisition et entretien des chevaux, dressage des domestiques. Honoraires, recouvrements; questions de générosité, de délicatesse, de solvabilité. Médecine légale comparée à la médecine libre sous le rapport émolumentaire. Médecin requis à titre de témoin; médecin légiste attaqué par la défense. Taux des visites. Inscription journalière de la clientèle. Prescription des honoraires. Note du médecin, contestations. Assujettissement de la profession médicale. Manœuvres coupables, avilissement de la profession.

Avis

L'Auteur voulant éviter de surcharger la liste suivante d'errata, a négligé de signaler les fautes de ponctuation, d'accentuation ou autres qui ont survécu à la correction de ses épreuves. Il prie cependant le lecteur de faire les rectifications suivantes :

Page	*Ligne*	*Au lieu de :*	*Lisez :*
30 —	28	atteindre	attendre.
57 —	11	il y a	il a
58 —	9	guérit	guérirait.
75 —	27	trouverez	trouvez.
79 —	1	l'eau des	l'eau de
83 —	24	Et que	Que
160 —	19	interlops	interlope.